静脈血栓塞栓症予防指針
[改訂第2版]
日本総合病院精神医学会治療指針 2

編集
日本総合病院精神医学会
治療戦略検討委員会
（主担当：中村 満）

星和書店

Clinical Guideline for the Prophylaxis of Venous Thromboembolism, 2nd Edition

Japanese Society of General Hospital Psychiatry
Practice Guidelines 2

by

Committee on Treatment Strategy and Tactics
Mitsuru Nakamura, M.D.

企画・編集

日本総合病院精神医学会　治療戦略検討委員会
（主担当　中村　満）

執筆者

中村　　満	医療法人社団翠会成増厚生病院
岸　　泰宏	日本医科大学武蔵小杉病院
伊藤　滋朗	JR東京総合病院
臼井　千恵	順天堂大学附属練馬病院
大矢　　希	京都府立医科大学
押淵　英弘	東京女子医科大学
貞廣　良一	国立がん研究センター中央病院
竹内　　崇	東京科学大学病院
田中　裕記	九州医療センター
谷口　　豪	国立精神・神経医療研究センター病院
西村　勝治	東京女子医科大学
野田　隆政	国立精神・神経医療研究センター病院
八田耕太郎	順天堂大学医学部附属練馬病院
吉池　卓也	国立精神・神経医療研究センター病院
和田　　健	広島市立病院機構広島市立広島市民病院
和田　佐保	国立がん研究センター中央病院

はじめに

　本指針第1版を作成した目的は，精神科医療における静脈血栓塞栓症の予防を臨床現場に速やかに実装させることであった。当時は，精神科医療におけるエビデンスはほとんどなく，一般医療におけるガイドラインや数少ない症例報告，そして経験豊富な医療者の意見を集約して，エキスパート・コンセンサスによる指針を公表した。

　その後，精神科病床も診療報酬対象となったこともあって，静脈血栓塞栓症の予防は標準的医療として必須のものとなった。また，精神科医療における深部静脈血栓塞栓症に関する報告が行われ，ある程度のエビデンスが蓄積されてきたため，指針の改訂が必要となった。

　改訂にあたっては，①エビデンスに基づいた静脈血栓塞栓症のリスクの見直し，②第1版の予防プロトコールの妥当性の検討，の2つが必要であった。

　①は，国内外の臨床研究を抽出して，精神科医療において注意すべきリスクについて再検討を行った。②については，第1版のプロトコールについて無作為化対照研究を行うことが理想であったが，実現困難であったため，代替として，全国の総合病院にアンケート調査を行い，静脈血栓塞栓症の予防とその実態を把握することとした。また，国内外で公表や報告されている予防プロトコールも検討材料に加えた。

　その結果，①では，新たなリスク因子の報告はなく，既知のリスク因子の中から，いくつかエビデンス

を見出すことができた。②からは，各施設がそれぞれ異なる予防プロトコールを実装して有効活用しており，その中には第1版も含まれていることがわかった。文献的にはガイドラインを含めて予防プロトコールがいくつか公表されていたが，どれも妥当性の検証は十分とはいえなかった。

　これらの結果を踏まえて，第2版の目的は，静脈血栓塞栓症の予防に関する，現在得られている，エビデンスを含めた情報を提供し，それらを参考にして各施設が使用する予防プロトコールをアップデートしてもらうことに定めた。したがって，第1版のように単一のプロトコールを定めず，予防プロトコールを構成するためのミニマム・リクワイヤメントを推奨事項とした。それらの解説を行うとともに，公表されているプロトコールを紹介し，第1版のプロトコールも再掲した。また，これらを参考にした改訂案のひな型も掲載してある。これらを素材として，各施設の医療の実情に合った，より使いやすく，有効なものへとアップデートしてもらえれば幸いである。

　2023年9月
　　日本総合病院精神医学会　治療戦略検討委員会

はじめに（第1版）

　日本における肺血栓塞栓症や深部静脈血栓症に対する認識が，医療関係者だけでなく一般の人々においても高まりつつある。そのような状況に呼応して，2004年に日本の肺血栓塞栓症／深部静脈血栓症（静脈血栓塞栓症）予防ガイドライン[1]が作成された。肺塞栓症研究会を中心として，多領域にわたる学会の合議により，包括的な予防法とともに各分野における個別の予防法の推奨が示されている。しかし，このガイドラインで精神科領域に関して言及されているのは，内科領域における向精神薬に関する400字程度の記載だけであり，実際の精神科医療の現場で使用に耐えうるものではない。さらに精神科医療にとって不幸なことに，2004年度の診療報酬の改訂では，肺血栓塞栓症予防管理料の算定の対象から精神病床が除外されている。

　しかし実際には，精神科医療においても，深部静脈血栓症や肺血栓塞栓症の発生は決して珍しいことではない。海外では半世紀以上も前に，精神科病院における静脈血栓塞栓症の発生率は総合病院全体における発生率と変わらないといった報告[2]があり，近年は国内でも精神科医療における静脈血栓塞栓症の報告が増えている。身体的医療が一般病院と比較して十分に行えるとはいえない精神科医療の現実を考えると，医療スタッフの意識を高め，予防や早期発見，早期治療を行っていくことが必要なのはむしろ精神科医療の現場である。現在，ほとんどの医療機関では手探りで独自のマニュアルなどを作成して実践している状況にある

ため，多くの医療機関が参考にできるような適切なガイドラインの作成が急務であった。このような経緯で本ガイドラインは作成された。

　作成にあたって苦慮した点はスタンダードをどこに置くかということであった。1つは発生率や予防法に関する良質なエビデンスがないこと，そして，医療機関によってソフトおよびハード面がかなり異なるということである。本ガイドラインではこれらの点を現場の立場から勘案して，現時点で最も適切であると判断した予防法を呈示しているが，実際の使用にあたっては，各医療機関の実情に合わせて変更しうる。そのようなことも含めて，可能な限りの単純化と臨床現場での活用しやすさを意図した。

　このガイドラインを叩き台に，精神科医療における静脈血栓塞栓症に対する意識が高まって活発な意見交換が行われ，エビデンスが蓄積され，より確かなガイドラインが作られるようになれば幸いである。

　この指針は2005年10月1日時点を最終版としており，11月10日の日本総合病院精神医学会理事会において承認を得た。今後，適宜改訂がなされていくことになる。

　この指針が必ずしもすべての患者に好ましい結果をもたらすわけではなく，患者の個別性，主治医の裁量が優先されることはいうまでもない。この指針に関して，いかなる原因で生じた障害，損害に対しても著者および本学会は免責される。

　　2006年2月
　　　日本総合病院精神医学会　教育・研究委員会

目 次

はじめに　iv
はじめに（第 1 版）　vi

Ⅰ. 改訂にあたって ——————————————————1

Ⅱ. 本指針を使用するにあたっての注意事項 ——5
　1. 予防の対象　6
　2. 解釈に関する留意点　7

Ⅲ. 静脈血栓塞栓症について ——————————9
　1. 病態と成因　10
　2. 疫 学　11

Ⅳ. 静脈血栓塞栓症の予防 ————————————13
　1. 一般状態のリスクの評価　15
　2. 精神科医療固有のリスクの評価　18
　3. 総合的な VTE リスクの判定　37
　4. 出血性リスクの評価　57
　5. 予防法の選択　59
　6. 再評価　71
　7. インフォームド・コンセントから
　　 患者参加型の VTE 予防へ　72
　8. 今後の VTE 予防の方向性
　　 〜改訂を考えるなら〜　74

参考資料 ————————————————————————77
　1. 日本の精神科病床における VTE 予防法の
　　 アンケート調査　78
　2. 第 1 版の静脈血栓塞栓症予防指針（再掲）　86

　文献　114
　索引　130

I

改訂にあたって

改訂作業は以下の流れで行った

1) 第1版以後のエビデンスについての調査
2) 公的機関のガイドラインの調査
3) 精神科医療の現場における実態調査
4) これらを総合し，推奨事項の決定
5) 本指針の作成

以下にその概要を示す。

1) 第1版以後のエビデンスについての調査

精神科医療における静脈血栓塞栓症（venous thromboembolism: VTE）に関して，医中誌および PubMed から，国内外の症例報告を除く臨床研究を収集して妥当性の検討を行ったところ，次の通りであった。

① リスク因子とリスクレベル

国外の報告の主たるテーマは，抗精神病薬と静脈血栓塞栓症との関係であり，その力価や世代などのサブカテゴリーや，その他の付加的リスクを併せて検討した観察研究があり，これらに基づくメタ解析も複数行われていた。これとは対照的に，日本では身体的拘束との関係が主たる検討事項であった。その他，抗うつ薬，緊張病についての報告が認められた。いずれも観察研究に留まっていた。

エビデンスという観点からは，抗精神病薬をリスク因子とすることに異論はなさそうである。身体的拘束および緊張病は，意見は対立しており，"不動化"という状態が本質的な原因であると複数の報告による主

張があった。抗うつ薬は評価するには報告数と内容が不十分であった。

リスクレベルについて検討を行った報告はない。ただし，報告されている予防プロトコールの中にはリスクレベルを設定しているものもあったが，いずれもエビデンスに基づいたものではなかった。

② 予防法および予防プロトコール

国内外から，自施設で作成したプロトコールの有用性についての観察研究の報告があった。同一プロトコールの唯一の追試は，松沢病院による自施設のもののみであり，他施設によるものは認めなかった。また，当学会の第1版を用いた報告は認めなかった。このため，各々のエビデンスとしては十分とはいえなかった。しかし，共通した内容もあり，コンセンサスとしての意義はあると思われた。

2）公的機関のガイドラインの調査

いくつかのガイドラインが存在し，包括的な一般医療のものを精神科医療でも使用することを推奨しているものと，一般医療のものに精神科医療のリスクを加えたものがあった。しかし，その根拠は明記されておらず，一般医療におけるエビデンスや他専門分野からの流用，精神科医療における研究，医療者のコンセンサスを加えたものと推察される。一般医療のガイドラインではシンプルでミニマム・リクワイヤメントなものが標準であることを，精神科医療においても考慮すべきことを示唆してくれている。

3）精神科医療の現場における実態調査

　アンケートでは，39 施設中 16 施設が第 1 版のものを参考にしたプロトコールを用いており，その他では，施設で標準化されたものや，日本の予防ガイドライン作成委員会によるガイドラインなどが利用されていた。リスク因子としては，身体的拘束は 3/4 が取り上げており，強い鎮静は 1/4 であった。その他，向精神薬，緊張病（症候群），悪性症候群，などがみられた。

　この調査からは，各施設の医療環境に合ったプロトコールを作成し運用しており，有効に機能していることが推察された。

4）これらを総合した推奨事項の決定

　現在，各施設がそれぞれの予防プロトコールを有効に運用しており，かつ，強固なエビデンスに基づいたものが存在しないとすると，第 1 版のように 1 つの予防プロトコールを推奨するのは適切ではない，ないしは不十分と判断した。そこで，第 2 版の目的を，各施設の予防プロトコールをアップデートして，最適化をしてもらうことに主眼を置き，推奨事項はミニマム・リクワイアメントである 7 つの構成要素を示すとともに，国内外で公表されている予防プロトコールを紹介し，アップデートの材料としてもらうことにした。

5）本指針の作成

　日本総合病院精神医学会治療戦略検討委員会の委員で作成し，同学会の理事会の承認を得て公表を行った。

本指針を使用するにあたっての注意事項

1 予防の対象

① 日本人[注1] の成人（18歳以上）の入院患者を対象とする。ただし，個々の症例の必要性と安全性を十分に考慮して，18歳未満の症例に本指針を適応しても差し支えない[注2]。

② 静脈血栓塞栓症の一次予防が目的であり，すでに静脈血栓塞栓症が認められる場合の二次予防に関しては言及していない。

③ 肺梗塞の塞栓子が脂肪塞栓，骨盤塞栓，羊水塞栓など血栓以外である場合，本指針の予防の対象外である。

2 解釈に関する留意点

① 静脈血栓塞栓症の発症頻度は低いため，研究デザイン上の制約から実証性の高い知見が蓄積されにくいといった背景がある。このため本指針は，質の高いエビデンスの裏づけが十分とはいえず，現時点での医療水準における最良と考えられる推奨を現場の立場から提案したものである。

② 静脈血栓塞栓症の病態は複雑であるため，画一的な予防を行うことは容易ではない。また，未知の危険因子の存在も否定できないため，本指針であげたリスクのみでは静脈血栓塞栓症の完全な予防は困難であることを念頭に置く必要がある。

③ 個々の症例に対するリスク評価や予防法は，本指針を参考にしつつも最終的には主治医がその責任において決定しなければならない。

④ 本指針は医療行為を制限するものではなく，この予防法を義務づけるものでもない。各施設が各々の実情に合わせた手順・マニュアルを作成して実践する必要がある[注3]。本指針を参照して有害事象が発生したとしても，本委員会がその責任を負うものではない。

⑤ 本指針は，今後のエビデンスの蓄積に応じて随時改訂される。

注1） 日本におけるガイドラインが日本人を対象としているのは，日本人と欧米人との間の静脈血栓塞栓症の発生頻度の差が明らかになっていないこと，医療従事者の静脈血栓塞栓症に対する認識が欧米と異なること，承認されている予防薬物が違うことなどを理由としてあげている。さらに，日本の精神科医療は欧米に比較して身体的な医療を並行することが多いこと，そのために身体的拘束の頻度が少なくないことなどの特徴から，日本独自の精神科医療における静脈血栓塞栓症予防ガイドラインが必要であると思われる。

注2） 一般小児医療での静脈血栓塞栓症の発生は，何らかの血栓形成に関する先天異常や重篤な疾患などリスクが極めて高い場合にまれに生じる程度である。実際，日本のガイドラインの作成委員会に小児科関連学会は含まれておらず，ガイドラインの対象は18歳以上と限定されている。それにもかかわらず，当然とはいえ診療報酬の肺血栓塞栓症予防管理料の算定の際に小児科領域の除外はない。一方精神科領域では，思春期前後の症例がしばしば入院し，ときに身体的拘束などリスクを伴う管理が実施される。そのような場合に，何ら予防策を講じることなく傍観しているわけにはいかない。そこで本指針では，18歳未満の患者もその対象年齢とした。ただしその使用にあたっては，後述の予防法の項に記したとおり，効果と安全性を十分に考慮した上で行わなければならない。

注3） 静脈血栓塞栓症の治療は，各々の精神科の身体的医療水準にある程度左右される。また，静脈血栓塞栓症の予防や早期発見も，各々の精神科病棟の構造や人員配置などにある程度左右される。本指針は，標準的な総合病院精神科での使用を想定して作成したが，精神科病院での使用にも耐えうると思われる。各医療機関の実情に合わせて本指針の細部を変更し，静脈血栓塞栓症を予防するのに最もよいと思われる方法を実践していけばよい。

III

静脈血栓塞栓症について

1 病態と成因

　何かに起因して凝固系が働き，血管内で血栓が形成されたときには，線溶系が作動して血栓を分解するように働く。このような凝固 − 線溶系のバランスが崩れる状況になると，血栓形成が促進し増大する。静脈血栓を誘発する危険因子は，Virchow[1] が提唱した血流の停滞，静脈内皮障害，血液凝固能亢進の３つの異常に分類される。通常では，これらの異常がさまざまに関与して，静脈血栓塞栓症の発生につながっている。

　血流うっ帯に起因する静脈血栓は静脈弁のポケットと下肢のヒラメ筋静脈を起源とする。これらは静脈壁に固着し，炎症性の浸潤が進行するとともに，さらに中枢へと血栓形成は進んでいく。そして，血栓が遊離して，肺血管床を閉塞すると肺塞栓症となる。

　静脈内皮障害は外科的手術による直接的な障害や炎症などに反応したサイトカインの産生によって生じ，その結果として凝固系が亢進する。股関節・膝関節の手術，静脈カテーテルの挿入，重症熱傷，下肢の外傷，抗リン脂質抗体症候群などでみられる。

　血液凝固能亢進は，サイトカインによる内皮細胞の活性化や血液の組織因子への暴露によって生じる。種々の先天的な凝固能の異常，悪性疾患，妊娠，広汎な手術，熱傷，心筋梗塞，感染症などがこの機序の要因としてあげられる。

2 疫 学

　日本における 2011 年の調査では，肺塞栓症（pulmonary embolism：PE）の患者は 10 万人に 12.6 人との報告がされており[2]，JROAD（Japanese Registry of All Cardiac and Vascular Diseases）による DPC（Diagnosis Procedure Combination）を用いた研究によれば，静脈血栓塞栓症を主診断として入院した患者は，10 万人当たり 10.0 人（2016 年）であったと報告されている[3]。

　一方，精神科医療における発生頻度は，日本における最初の報告は 1978 年の荻田ら[4]によるもので，単科精神科病院の 10 年間での剖検例のうち 8 例に肺血栓塞栓症が認められたと報告している。400 床で平均在院日数を 1 年とすれば，致死性の肺血栓塞栓症の発生率は 0.2% となる。また，小林ら[5]の報告によれば，大学病院での深部静脈血栓症の院内発生は約 17 年間に 45 例であり，精神科病棟での発生は 5 例であったという。30 床で平均在院日数 100 日とすれば，その発生率はやはり 0.2% 程度である。ちなみに同報告によれば，整形外科 17 例，産婦人科 8 例，内科 5 例といった発生件数であり，精神科での発生率は他科に肩を並べるほどであった。さらに，小林[6]による総合病院精神科（40 床，平均在院日数約 50 日）からの報告でも，9 年間で肺塞栓症が 6 例，深部静脈血栓症が 3 例発生したという。同様の試算を行えば，静脈血栓塞栓症の発生率は 0.3%，肺塞栓症の発生率 0.2% となる。

正確な数値の報告はないものの，日本の精神科入院治療における静脈血栓塞栓症の発生率は 0.2% 前後であり，他の科と同等であることが推測される。

IV

静脈血栓塞栓症
の予防

推奨事項

1. 一般状態のリスクの評価

    1-1 一般状態のリスクを評価する。

    1-2 一般状態の評価は各専門分野における標準的な評価法を利用して行う。

2. 精神科医療固有のリスクの評価

    精神科医療固有のリスクとして，緊張病，抗精神病薬，身体的拘束，鎮静について評価を行う。

3. 総合的な VTE リスク判定

    一般状態のリスクと精神科医療固有のリスクを総合的に評価して患者のリスク判定を行う。

4. 出血性リスクの評価

    4-1 VTE 予防として，抗凝固薬などの薬物的方法を用いる際には出血性リスクを評価する。

    4-2 各施設の医療水準で対応可能か否かの評価も同時に行う。

5. 予防法の選択

    5-1 総合的なリスクの段階に応じた予防法を行う。

    5-2 予防法の選択は各医療機関の実情に適したものとする。

    5-3 身体的拘束では，弾性ストッキングやそれ以上の予防法を行うことを考慮する。

6. リスク評価は，入院時に必ず行い，患者の状態に応じて再評価し，予防法を見直す。

7. インフォームド・コンセントを行い，VTE 予防への参加を患者に促す。

    7-1 患者および家族に対して VTE のリスク，予防法の副作用について説明し同意を得る。

    7-2 患者に自ら VTE 予防へ参加することを促し，必要な情報提供と予防法の施行に協力してもらう。

1 一般状態のリスクの評価

　一般状態のリスク評価は，ある程度標準化されたものが公表されているため，これらを利用するとよい。

　日本における包括的なガイドラインは，合同研究班による「肺血栓塞栓症および深部静脈血栓症の診断，治療，予防に関するガイドライン（2017年改訂版）」（以下，JCS 2017と略す）がある[1]。2004年版の「予防ガイドライン」[2]を踏襲し，外科系領域では，疾患や手術（処置）のリスクレベルを低リスク，中リスク，高リスク，最高リスクの4段階に分類し，これに付加的な危険因子の強度（表1）を加味して総合的に判断するものとなっている。内科領域では，この付加的な危険因子をベースにリスクの強度を決定している。公表されている精神科医療における予防プロトコールのほとんどで取り入れられており，本学会の指針第1版もこれを参考にして作成された。

　世界的に汎用されているリスク評価法に，Padua予測スコア[3]があり，ACCPガイドライン（American College of Chest Physicians Evidence-Based Clinical Practice Guidelines）などにも組み込まれている。定量的リスクモデルであり，4点以上で高リスクと判断する（表2）。国外の精神科領域ではPadua予測スコアが利用されているところが目立つ。

表 1 付加的な危険因子（JCS 2017 より）

危険因子の強度	危険因子
弱い	肥満 エストロゲン治療 下肢静脈瘤
中等度	高齢 長期臥床 うっ血性心不全 呼吸不全 悪性疾患 中心静脈カテーテル留置 癌化学療法 重症感染症
強い	VTE の既往 血栓性素因 下肢麻痺 ギプスによる下肢固定

血栓性素因：アンチトロンビン欠乏症，プロテイン C 欠乏症，プロテイン S 欠乏症，抗リン脂質抗体症候群など

表2　Padua 予測スコア（Padua Prediction Score）

リスク因子	スコア
活動性の癌[*1]	3
VTE の既往（表在静脈血栓症は除外）	3
移動性の低下[*2]	3
既知の血栓傾向[*3]	3
直近（1 カ月以内）の外傷 / 外科的手術	2
高齢（70 歳以上）	1
心不全 / 呼吸不全	1
急性心筋梗塞 / 脳梗塞	1
急性感染症 / リウマチ疾患	1
肥満（BMI 30 以上）	1
ホルモン治療中	1

合計 4 点以上で高リスクと判断する。

[*1] 局所または遠隔転移があり，過去 6 カ月以内に化学療法または放射線療法が実施された患者。

[*2] 少なくとも 3 日間のベッド上安静（患者による制限 / 医師の指示に基づくもの，入浴を伴う）を行う。

[*3] アンチトロンビン欠乏症，プロテイン C または S 欠乏症，活性化プロテイン C 抵抗性（第 V 因子 Leiden），プロトロンビン遺伝子変異（G20210A），抗リン脂質症候群がある場合。

2 精神科医療固有のリスクの評価

　当学会の指針第1版以後の精神科医療における静脈血栓塞栓症（以下，VTE）のリスク因子の検討は，海外では抗精神病薬が主たるテーマであり，一方，日本では身体的拘束のものが中心となっていた。その他，抗うつ薬，緊張病，鎮静などが報告されていた。このうち，当指針では，抗精神病薬，身体的拘束，緊張病，過鎮静をリスク因子として取り上げた。これらのリスク因子は公表されている予防プロトコールでも取り入れられていることが多かった。

　これらを含むリスク因子の強度に関する報告は認めず，公表されているプロトコールでは，抗精神病薬を低リスクとするものが多かったが，他のものは扱いはまちまちであった。このため，リスクレベルを決定するに至らなかったが，アンケート結果も考慮に入れて，比較的コンセンサスが得られているものについては，相当するレベルを記載した。

1. 抗精神病薬

　研究報告からは，抗精神病薬がVTE発生のリスクを上昇させるが，サブカテゴリー（世代，力価，用量など）や個々の薬剤についての評価は定まっていない。

　研究報告にある医療施設独自の予防プロトコールには，抗精神病薬をリスクの一つとして組み入れたもの

が多いが，公的ガイドラインには組み入れられていない。リスクレベルとしては低リスクが多かった。

アンケート調査では，抗精神病薬をリスクとして取り上げていた施設は2割程であったが，リスクレベルは低から高まで異なっていた。

以上，エビデンスの観点から抗精神病薬をVTEのリスクとして考慮すべきであり，コンセンサスからはリスクレベルは低いものと考えてよいと判断した。実際の臨床現場でも，多くの精神病状態の患者が抗精神病薬を利用しており，過鎮静による不動化が起こるほどの抗精神病薬投与でなければ，リスクが高いものとは捉えていないことが多いのではないだろうか。

研究報告

クロルプロマジンが世に出て，まもなくVTEとの関連が報告されたが[4]，その後は散発的な症例報告に留まっていた。しかし，クロザピンの再評価とそれに伴う肺塞栓症（以下，PE）発生率のリスク[5]が注目され，最初の症例対照研究が行われた。

ZormbergとJick[6]は，60歳以下の29952名の第1世代あるいは第2世代抗精神病薬を服用している患者のうち42名に深部静脈血栓症（deep venous thrombosis：DVT）を認め，非服用群との比較を行った。第1世代を内服している患者は14例で，非服用群に比べて有意に発生リスクが高く（adjusted odds ratio（aOR）7.1 95%CI 2.3-21.97），クロルプロマジンやチオリダジンなどの低力価（24.1（3.3-172.7））のほうが，ハロペリドールのような高力価抗精神病薬（3.3（0.8-

13.2）)よりも発生リスクが高かったという。また,投与開始の3カ月間がもっとも発生しやすかったと報告している。

この報告の結果は,その後の研究の主たるクリニカル・クエスチョンとして検討が重ねられ,また,それらを基にしたメタ解析もいくつか報告されている。ここにすべての文献を紹介しきれないため,抗精神病薬とVTEとの関係を検討した報告をほぼ網羅しているメタ解析6つを紹介する（表3）。2010年代前半の2つと,2020年以後の4つの報告があり,2020年以後のメタ解析では,さらに対象研究数が増えるとともに,より包括的な内容となり,年齢,肥満,VTEの既往,診断,使用時期などとともに検討されている。エビデンスレベルは,各研究は症例対照研究あるいはコホート研究も含まれるが,臨床上あるいは倫理上の困難さから,ランダム割り付けが行われているものはない。そして,メタ解析もこれらの研究を用いたものである。また,いずれも統計的異種性が高いものであることも認識しておく必要がある。

1）抗精神病薬全体

いずれのメタ解析においても,抗精神病薬はVTEのリスクを上昇させることを示していた。Zhangら[7]による最初のメタ解析ではオッズ比で2.39であったが,それ以後は,5割ほどリスクを増加させていることが報告されている。PEに関しては,Barbuiら[8]は有意差を認めなかったが,2020年以後の4つの報

IV. 静脈血栓塞栓症の予防　21

告[9-12]ではリスクは3.7倍ほどであると報告している。

2) 抗精神病薬のサブカテゴリー

①第1世代と第2世代

VTE[7-10, 12]あるいはVTE/PE[11]ではいずれも有意にリスクの上昇を報告しており，第2世代のほうが第1世代よりもリスクが高かった。一方，PEにおけるリスクは，Arastehら[9]とDaiら[10]は有意差を認めておらず，Diら[11]が第2世代でのみ認めているが，いずれも研究数は少ない。

②低力価と高力価

VTE/PEにおいて，4つの報告[7, 10, 11]で，いずれもリスクを上昇させ，低力価のほうが高力価よりもリスクが高いと報告していたが，Liuら[12]の報告のみが低力価で統計的な有意差を示すことができなかった。また，PEに関しては，統計的な有意な結果は得られていない。

③低用量と高用量

Liuら[12]は低用量と高用量について検討を行っており，どちらもリスクは上昇しており，高用量の方がよりリスクが高かったことを報告している。

表3 VTE表抗精神病薬メタ解析

報告書	報告年	対象研究数	対象総人数	抗精神病薬とVTE	抗精神病薬サブカテゴリーとVTE
Zhang ら	2011	症例対照研究：7	174567	VTE（7研究）：Odds Ratio（OR）2.39, 95%CI（1.71-3.35）	低力価 (5)：2.91 (1.22-3.9) 高力価 (5)：1.58 (1.50-1.67) 第1世代 (5)：1.72 (1.31-2.24) 第2世代 (5)：2.20 (1.22-3.96)
Barbui ら	2014	症例対照研究：11 コホート研究：6	31542119	VTE(11)：OR 1.54, 95%CI (1.28-1.86) PE （3）：4.90 (0.77-30.98) （*PE (2)：11.09 (4.73-26.03)）	VTE： 第1世代 (5)：1.74 (1.28-2.37) 第2世代 (6)：2.07 (1.74-2.52) 多剤併用 (2)：2.50 (0.68-9.10)
Arasteh ら	2020	症例対照研究：14 コホート研究：6	31204868	VTE（13）：Risk Ratio（RR）1.53, 95% CI（1.30-1.80） PE （4）：RR 3.69 (1.23-11.07)	VTE： 第1世代 (7)：1.71 (1.33-2.20) 第2世代 (8)：1.76 (1.40-2.20) 第1・2世代併用 (2)：2.41 (1.72-3.39) 高力価 (5)：1.34 (1.25-1.44) 低力価 (4)：1.90 (1.04-3.47) PE： 第1世代 (2)：1.92 (0.67-5.51) 第2世代 (3)：2.47 (0.78-7.88) 第1・2世代併用 (1)：4.21 (1.53-11.59) 高力価 (1)：1.17 (1.11-1.24) 低力価 (3)：2.03 (0.92-4.49)
Dai ら	2020	症例対照研究：15 コホート研究：7	31514226	VTE（19)：OR 1.49 95% CI(1.44-1.92) PE (6)：3.76 (1.66-8.50)	VTE 第1世代 (8)：1.287 (1.112-1.489) 低力価 (4)：2.049 (1.292-3.250) 高力価 (5)：1.587 (1.224-2.057) 第2世代 (10)：1.658 (1.335-2.059) PE 第1世代 (3)：3.190 (0.856-11.884) 第2世代 (3)：2.473 (0.776-7.880)

IV．静脈血栓塞栓症の予防　　23

個々の薬剤	その他
Aripiprazole（PE1）0.98（0.83-1.15） Chlorpromazine（VTE/PE2）1.52（0.87-2.66） Clozapine（VTE/PE3）1.53（0.94-2.52） Clozapine-quetiapine（VTE1）4.88（2.03-11.72） Haloperidol（VTE/PE2）1.35（0.90-2.02） Olanzapine（VTE/PE3）1.35（0.97-1.89） Quetiapine（VTE/PE2）1.79（0.49-6.52） Risperidone（VTE/PE3）1.51（0.96-2.36） Ziprasidone（PE1）1.21（1.06-1.34）	・高齢者のみ（VTE3）1.07（0.90-1.26） ＊メタ回帰分析では年齢とともに VTE のリスクが低くなる（Slope=-0.01 29, Q=68.13, df=11, p<0.001）
	・VTE と年齢との関連なし（Slope=-0.007, p=0.471）. ・VTE と服用開始からの日数との関連なし（Slope=-0.0024, p=0.736）.
Amisulpirid（VTE1）5.4（2-14.56） Aripiprazole（VTE2）2.788（0.306-25.377） Benzamides（VTE1）4（1.3-12） Butyrophenones（VTE1）8.5（1.1-68.5） Chlorpromazine（VTE/PE3）1.356（0.983-1.870） Clothiapine（VTE1）4.66［0.89, 24.4］ Clozapine（VTEand PE2）1.565（1.186-2.066） Droperidol（VTE1）3.76（1.14-12.34） Flupentixol（VTE1）1.08（0.78-1.48） Haloperidol（VTE/PE4）1.731（1.048-2.857） Olanzapine（VTE1）1.628 1.120-2.365） Prochlorperazine（VTE3）1.897（1.058-3.402） Quetiapine（VTE/PE3）1.669［0.878-3.174］ Risperidone（VTE/PE5）1.620（1.155-2.272） Sulpiride（VTE1）1.52（1.14-2.01） Thiordazine（VTE1）1.32（0.36-4.79） Tritluoperazine（VTE2）1.945（0.681-5.556） Ziprasidone（PE1）1.21（1.07-138） 多剤併用（VTE8）1.833（1.415-2.375）	VTE 性別 　女性（VTE5）1.725（1.470-2.024） 　男性（VTE3）1.808（1.560-2.094） 　女性（PE2）4.104（2.148-7.840） 　男性（PE1）1.030（0.398-2.666） 肥満 　太り気味（BMI25-30 or 24-27）（VTE3） 　　　　1.323（1.113-1.572） 　肥満（≧30 or ≧28）（VTE3）2.200 　　　　（1.682-2.877） 年齢 　65 歳超（VTE4）1.295（1.069-1.569） 　60 歳未満（VTE5）1.624（0.921-2.862）

表3（続き）

報告書	報告年	対象研究数	対象総人数	抗精神病薬とVTE	抗精神病薬サブカテゴリーとVTE
Diら	2021	症例対照研究：14 コホート研究：8	31538,893	VTE(18)：OR 1.53, 95%CI (1.33-1.77) PE (4)：OR=3.69 (1.23-11.07)	VTE/PE： 第1世代 (11) 1.83 (1.47-2.27) 　低力価 (4)：2.68, (1.75-4.10) 　高力価 (3)：1.85 (1.36-2.52) 第2世代 (10)：2.06 (1.50- 2.82) 　VTE (8)：1.75 (1.33-2.30) 　PE (2)：3.79 (1.13-12.71) VTE/PE 第1・2世代併用 (5)：2.01 (1.54-2.62)
Liuら	2021	症例対照研究：17 コホート研究：11	37775331	VTE(22)：OR 1.55 95% CI(1.36-1.76) PE (4)：3.68 (1.23-11.05)	VTE 第1世代 (9) 1.47 (1.21-1.78) 第2世代 (8) 1.62 (1.28-2.05) 第1・2世代併用 (6) 2.01 (1.47-2.75) 低力価(5) VTE 1.65 (0.99-2.77) 高力価(5) VTE 1.31 (1.22-1.41) 低用量 (5) 1.45 (1.11-1.90) 高用量 (5) 1.86 (1.12-3.09)

④個々の薬剤

　Liu ら[12] の報告では，VTE/PE を対象として，ハロペリドール，リスペリドン，オランザピンが，VTE を対象としてプロクロルペラジンで有意にリスクが上昇していたとし，Dai ら[10] は，これらに加えて VTE/PE を対象としてクロザピンもリスク上昇に関与していたと報告している。これらの報告も研究数が限られたものであるため，さらなる検討が必要である。

⑤併用

　VTE および VTE/PE では第1世代と第2世代の併用に関しては，有意にリスクが高くなると報告は一致している[9, 11, 12]。PE に関しては検討がされていない。また，Dai ら[10] は，多剤併用においてもリスクが増大

個々の薬剤	その他
	VTE/PE 非高齢者（60歳未満）(4) 3.55 (1.21-10.40) 高齢者（60歳以上）(5) 1.24 (0.90-1.72) ＊メタ回帰分析では年齢とVTEリスクとの関連は認められなかった（P>0.05） VTE既往例除外 (14)：1.52 (1.34-1.73) VTE既往例含む (8)：1.74 (1.29-2.33)
Haloperidol（VTE/PE5）1.64（1.20-2.23） Risperidone（VTE/PE5）1.63（1.16-2.31） Olanzapine（VTE/PE5）1.63（1.12-2.37） Prochlorperazine（VTE5）1.90（1.06-3.40） Chlorpromazine（VTE3）1.36（0.98-1.87） Quetiapine（VTE/PE2）1.61（0.57-4.55） Aripiprazole（VTE/PE2）2.79（0.31-25.37）	・VTEの再発（3）1.62（1.18-2.24） ・新規服用者（VTE5）2.06（1.81-2.35） ・継続服用者（VTE5）1.29（1.04-1.61） ・性別 　女性（VTE4）1.63（1.37-1.93） 　男性（VTE2）1.80（1.52-2.14） ・高齢者（VTE6）1.33（0.99-1.79） ・診断 　統合失調症（VTE2）1.34（1.15-1.55） 　認知症（VTE3）1.44（0.99-2.08）

することを指摘している。

⑥新規使用と継続使用

　Liu ら[12]は新規と継続服用者のいずれもリスクを高めていたが，新規服用者の方が継続服用者よりもリスクが高いと示している。

3）その他

　ここで示すメタ解析では，以下の項目についても検討を行っており，参考までに紹介しておく。

①性別

　VTE では，Dai ら[10]と Liu ら[12]は，男女いずれも

有意にリスクを上昇させていたとしており，PEに関しては，Daiら[10]が，女性のみにリスクが上昇していたと報告している。

②高齢者と非高齢者

初期のBarbuiら[2]の報告では，高齢者であることがVTEのリスクであることは示されなかった。2020年以後の報告でも，結果が割れており，Diら[11]は，VTE/PEでは，60歳以上の高齢者では有意な関連性を認めなかったが，60歳未満の非高齢者では有意にリスクが高いと報告し，Liu[12]らも高齢者ではVTEとの関連性は認めなかったとしている。一方，Daiら[10]は，VTEにおいて，65歳以上で有意にリスクが高く，60歳以下では有意な差を認めなかったとしている。

③肥満

Daiら[10]によれば，VTEにおいて太り気味も肥満もいずれもリスクを高めるが，肥満のほうがよりリスクが高いとしている。

④診断

Liuら[12]の報告によれば，統合失調症では有意にVTEのリスクを高めていたが，認知症との関連は見られなかった。

⑤VTEの既往・再発

Diら[11]は，VTE既往の有無に関係なくリスクを上昇させているが，既往歴がある対象を含めたほうがリ

スクが上昇することを示している。また，Liu ら[12] も
VTE 再発のリスクを高めると報告している。

2. 抗うつ薬

　抗うつ薬と VTE との関連については抗精神病薬ほ
ど検討はされていない。報告数も少なく，結果も一致
したものではない。公表されたプロトコールやガイド
ラインでも抗うつ薬をリスク因子としたものはなく，
本指針でもリスク因子とは見なさないこととした。

研究報告

　初期の報告である Ray ら[13] によれば，甲状腺ホル
モン群との比較において，抗うつ薬（HR 1.02，95%
CI 0.91-1.14）ではリスクの上昇は認めず，PE あるい
は DVT ごとにみても同様の結果であった。一方，
Parkin らは，非服用群と比較して抗うつ薬服用群の
リスクは高い（OR 4.9（1.1-22.5））と報告している[14]。
　その後の報告では，Lacut ら[15] は関連を認めず（OR
1.1（0.9-1.5）），アジア人を対象とした Wu ら[16] は抗
うつ薬と VTE との関連がある（aOR 1.59（1.27-2.00））
としている。2017 年の Parkin ら[17] の報告では，女性
を対象としたもので，うつ病や不安障害に対して抗う
つ薬の投与を受けている群は，治療なしかつ服薬なし
の群に比べて有意に VTE リスクが高かった（HR 1.39
（1.23-1.56））が，治療ありかつ服薬なしの群との比較
では有意な上昇は認めておらず（HR 1.19（0.95-1.49）），
VTE への影響は抗うつ薬の影響よりもうつ病や不安

障害によるものが大きいのではないかと疑問を投げかけている。

　抗うつ薬の種別では，Ray ら[13]と Lacut ら[15]は，三環系，セロトニン再取り込み阻害薬（SSRI）ともに関連を認めなかったが，Wu ら[16]は三環系（aOR 1.56（1.11-2.18）），セロトニン受容体遮断薬（aOR 2.03（1.27-3.24））および SSRI（aOR 1.57（1.18-2.08））ともに VTE のリスクは増加していたと報告している。Parkin らの報告でも，三環系，SSRI，およびその他の抗うつ薬の3群すべてが，治療なし／薬剤なし群の女性よりも VTE リスクが有意に高かった（それぞれ HR 1.32（1.12-1.55），1.408（1.17-1.68）），1.61（1.04-2.47）。

　2つのメタ解析があり，Kunutsor ら[18]は，抗うつ薬使用群と非使用群を比較（6研究）したところ，RR は，1.27（1.06-1.51）とリスクは上昇しており，三環系抗うつ薬（4），SSRI（4），その他の抗うつ薬（モノアミン酸化酵素阻害薬，トリアゾロピリジン系，セロトニン‐ノルエピネフリン再取り込み阻害薬，ノルエピネフリン‐ドーパミン再取り込み阻害薬を含む）はそれぞれ 1.16（1.06-1.27），1.12（1.02-1.23），1.59（1.21-2.09）と，いずれも VTE リスクを上昇させることを示していた。しかし，同時に，うつ病患者は非うつ病患者よりも VTE のリスクも上昇していた（3研究，RR 1.31（1.13-1.53））。また，Wang ら[19]は9つの研究を用いたメタ解析を行い次のように報告している。抗うつ薬使用は VTE リスクの上昇と関連する可能性があるが（OR 1.27（1.09-1.49）），バイアスリスク

の低い2つの研究で見ると関連を認めなかった（OR 1.27（0.84-1.92））。また，三環系抗うつ薬でもリスクが上昇していたところ（OR 1.26（1.02-1.57）），バイアスリスクの低い研究（OR 1.20（0.77-1.89））では関連性を見出せなかった。SSRIではいずれもVTEリスクとの関連を認めなかったという（OR 1.10（0.90-1.34），OR 1.05（0.94-1.18））。

3. 身体的拘束 （以下，引用文献での表記が「身体拘束」であっても，表記を統一している）

Hemら[20]の症例報告をきっかけに症例報告が散見されるようになり，日本では特に多く認められ，VTEと抗精神病薬との関係が主であった海外とは対照的であった。その後，身体的拘束とDVTとの関係について，いくつかまとまった報告がなされるとともに，拘束の時間と部位についても検討されている。また，身体的拘束と緊張病との比較も行われており，不動化という視点からは非常に興味深い。まとめると以下のようになる。

①身体的拘束とVTEの関連：身体的拘束をした群の方がDVTが多いという報告[21, 22, 24]がある一方で，海外の報告ではいずれも身体的拘束中にDVTは1例も発生していなかった[28, 29]。

②身体的拘束の時間：拘束時間の長い方がリスクが高いという報告[26, 27]があるが，拘束日数での差はなかったとする報告[23]もある。

③拘束部位：下肢拘束の有無にDVT発生率の差はな

い[26, 27]。

④緊張病との比較：緊張病の患者の方が身体的拘束を
した患者よりも DVT の発生率が高く[24]，また，制
止型の方が拘束された非緊張病患者よりも DVT の
発生リスクが高かった[25]。

①の相違は，文献 21，22，24 は DVT の検出が D-
ダイマーや画像検査によるものであるのに対して，文
献 28，29 では臨床所見に基づくものであること，ま
たヘパリンの投与を受けた対象が含まれていることの
影響はありうる。

④の結果は，身体的拘束が行われることで DVT の
リスクが高まるとしても，本質的な原因は "身体的拘
束" そのものではなく "不動化" であって，下肢の運
動が確保できるのであれば，リスクが高くならない可
能性がある。

公表されているガイドラインと予防プロトコールで
は不動化の一例として身体的拘束を挙げているものが
あり，これらを含めてほとんどのものが身体的拘束を
リスクとして取り上げていたが，リスクレベルとして
は，注意喚起のものから高リスクまでと施設により異
なっていた。また，アンケートでも 8 割近くがリスク
に挙げ，中・高リスクが多いものの，低～高リスクと
さまざまであった。

これらの結果から，本指針では身体的拘束を VTE
のリスクとして扱う。リスクレベルは，エビデンスは
ないものの，不動化されていれば中等以上が適当と考
えられ，コンセンサスとしても中リスク以上であると

思われる。実臨床においても，物理的あるいは薬物的予防法が用いられていることが多いと思われる。

研究報告

① 丸山ら[21]は，35例のPE例を検討し，20例に身体的拘束が行われていたが，重複を含む他のリスク因子として，肥満が17例，過鎮静が17例，脱水が10例でみられていた。また，死亡例9例中，8例で脱水，6例で身体的拘束，5例で過鎮静，肥満は5例であった。

② 樺沢ら[22]は，下肢エコーが行われた精神科急性期病棟44例のうち，身体的拘束をした患者では16例中6例であったが，非拘束群では28例中8例にDVTを認めたと報告している。

③ 松永らの調査[23]では，身体的拘束が24時間以上継続して行われた422例のうち，42例でDVTを認め，うち4例がPEを併発していたが，DVT陽性群と陰性群との比較で，男女比，拘束日数，リスク因子数，抗精神病薬の投与の有無に差はなかったという。また，統計的な有意差は見られなかったが，24時間以上の下肢拘束をしなかった群（16.1%（18/112））のほうが，下肢を拘束した群（7.7%（24/310））よりもDVT発生率が高い傾向にあり，下肢拘束をせざるを得ない症例のほうが，下肢の運動が維持されるのではないかと考察している。

④ Takeshimaら[24]は，D-ダイマーでスクリーニングをかけて造影CTで確定したVTEの患者を検討し

たところ，緊張病患者が61.1%（11/18）ともっと
も多く，拘束を行った非緊急病患者が4.1%
（11/270），拘束を行わなかった非緊張病患者では
1.2%（17/1,393）という発生率であった。また，
VTE陰性群とVTE陽性群とを比較すると，緊張
病が有意に多く（7/62 vs 11/39，p=0.031），調整
後の多重ロジスティック回帰分析では，緊張病が
VTE発生率の増加と有意に関連することが示され
た（OR 3.01（1.01-8.92））。

⑤Ishidaらの研究[25]は，緊張病の興奮型（excited
type）37名および制止型（retarded type）42名を，
拘束された非緊張病の患者292名と比較したとこ
ろ，興奮型はDVTの発生率に有意差を認めなかっ
たものの（11.4%（31/292）vs 13.5%（5/37），adju-
sted OR 1.99（0.66-5.96）），制止型では有意にリス
クが高かったという（11.4%（31/292）vs 35.7%
（15/42），aOR 4.47（1.91-10.48））。

⑥Ishidaら[26]は，身体的拘束を行った患者における
DVT発生のリスク因子を検討した。鎮静（あり
14/53（26.4%）vs なし 12/202（9.0%），OR 3.78（1.43-
10.0）），身体合併症（あり 6/17（35.3%）vs なし
20/238（8.4%），OR 6.29（1.69-23.5））と有意な差
を認め，拘束時間の長さ（OR 1.22（1.07-1.40））が
有意に関連していた。下肢拘束との関連はなかっ
た（あり 11/89（12.4%）vs なし 15/166（9.0%），OR
2.34（0.81-6.74），p=0.11））。

⑦また，別の報告[27]で，181名の対象のうち21名
（11.6%）でDVTを認め，拘束時間が長い（24時間

以内 4/65（6.1%）vs 72 時間以上 10/52（6.1%），
OR 9.77（1.56-61.03）），過度の鎮静（あり 15/50
（30.0%）vs 6/131（4.5%）OR 4.90（1.33-18.02）），低
用量の抗精神病薬（CP 換算 300mg 以下 13/61
（21.3%）vs 600mg 以上 1/71（1.4%）OR 0.05（0.005-
0.57，p=0.016）），90 日以内における身体的治療の
入院歴（あり 6/14（42.9%）vs なし 15/167（9.5%）
OR 11.44（2.13-61.47））は DVT 発症と有意に関連
していたとし，下肢拘束の有無には有意差を認め
なかった（あり 6/49（12.2%）vs なし 15/132（11.3%）
OR 3.92（0.40-6.23））。

⑧一方，海外の報告では，De Hert ら[28] が抗精神病
薬による治療を受けた統合失調症患者の全連続入
院患者を対象とした検討を報告している。679 人の
患者のうち，170 人が 472 回の隔離を受け，その期
間に 296 回（62.7%）の身体的拘束を受けていた。
この 170 名のうち 65 名（38.2%）にヘパリンが使
用されていたが，DVT の発症は一例も認めなかっ
た。

⑨Hilger ら[29] の報告では，拘束の全エピソードを検
討し，診断，拘束時間，VTE 予防のための低分子
量ヘパリン（LMWH）使用の状況についてレトロ
スペクティブに解析した。12734 人の入院患者のう
ち，身体的拘束は 469 人（7.4%）に 1035 回行われ
ていた。身体的拘束が 24 時間以上続いたのは 36
人（0.3%）で 79 件のみであった。拘束時間に関わ
らず，さらなる診断的検査を必要とするような
DVT の症状や徴候は認めなかったという。

⑩ Therasse ら[30] によるレビューでは，すべてのレトロスペクティブ研究において，12 時間以上または 24 時間以上拘束された者に対して抗凝固薬による予防によって，DVT 発生はほとんど存在しないことが示されたと述べているが，Ishida らの一連の報告にあるように，D-ダイマーや超音波検査など，より詳細な検査で評価をすると，DVT の発生率は 11.6% に達することも言及している。これらは無症候性であるものの，潜在的な DVT の発生には注意するべきであることを示していると報告している。

4. 緊張病

　緊張病では，経過中に起こりうるさまざまな身体合併症のうちの一つとして VTE がある。研究報告でもいくつか散見されており，また，公表された予防プロトコールやガイドラインの一部にも，身体的拘束と並べてリスクに挙げられている。しかし，アンケートでは 16.7% とリスクに挙げている施設は少なかった。どちらもリスクレベルは低〜高リスクまで異なっていた。

　本指針では，エビデンスからリスクの一つであると判断した。リスクレベルについては，コンセンサスとしても定まっていないものの，緊張病の病態は，全身状態の悪化や不動化の発生をはじめとする，複合的な要因が重なる注意すべきリスクであると思われる。

IV. 静脈血栓塞栓症の予防　　35

研究報告

① Funayama ら[31] による緊張病を有する統合失調症患者の内科的合併症に関する研究では，統合失調症の入院患者 1719 名を緊張病群（140 人）と非緊張病群（1579 人）との 2 群間で比較している。緊張病群は，死亡率（OR=4.8，95%CI（2.0-10.6））が有意に高く，また，さまざまな身体合併症が有意に多く，例えば，肺炎，尿路感染，敗血症，播種性血管内凝固症候群，横紋筋融解症，脱水，尿閉，除細動，不整脈，腎不全，神経遮断性悪性症候群，高ナトリウム血症，肝機能異常を挙げるとともに，DVT（OR 3.4（1.0-9.8））と PE（OR 9.2（1.8-43.5））が挙げられている。

② Ishida らの報告（身体的拘束の項を参照）

③ Takeshima らの報告（同）

5. 過鎮静

　過鎮静と DVT との関連について，身体的拘束の項で紹介した Ishida らによる 2 つの報告で，過度の鎮静が DVT の発生のリスクになることを報告している。

　過鎮静も身体的拘束や緊張病と同じく，公表されているプロトコールおよびガイドラインにリスクとして挙げられている。アンケートでは 27.8% の施設がリスクとして挙げていた。いずれもリスクレベルは報告ごとに異なっていた。

　本指針では，過鎮静も不動化の一例としてリスクに

挙げた。リスクレベルを決定するには，情報が不足していた。

研究報告

Ishida ら（身体的拘束の項を参照）

IV. 静脈血栓塞栓症の予防 37

3 総合的な VTE リスクの判定

1. 予防プロトコール

　精神科医療における VTE の予防プロトコールは，当学会の指針第 1 版以後，いくつかのものが公的機関からガイドラインとして公表され，また研究論文としても報告されている。どれとして同じものはなく，リスク因子とその強度や予防法などが異なっており，国や施設ごとの医療状況が反映されたものになっていると思われる。当学会によるアンケート結果もそのことを示している。また，公的機関によるガイドラインにあるものは，その役割上，ミニマムなものとなる傾向がある一方で，個々の施設からの報告はより精細なものとなっている。第 1 版では，VTE 予防の啓蒙という役割から，当時のコンセンサスを集約して，一つのプロトコールを提示した。しかし，学会という公的機関からの推奨という性質上，今回の改訂版では，より質の高い VTE の予防を行ってもらうための，情報提供を行うという趣旨であるため，よりエビデンスがあるもの，あるいはよりコンセンサスがあるもの，すなわち最大公約数的な事項を推奨するものとした。これらを，予防プロトコールに必要な構成要素として次のように提案した。

予防プロトコールに必要な7つの構成要素

1. 一般医療におけるリスク因子の評価
2. 精神科医療におけるリスク因子の評価
3. 総合的なVTEリスク判定
4. 出血性リスクの評価
5. 予防法の選択
6. リスク評価は，入院時に必ず行い，その後は患者の状態に応じて再評価し，予防法を見直す。
7. インフォームド・コンセントを必ず行い，患者にVTE予防への参加を促す。

1）VTEの予防プロトコールが求められるもの

VTEの予防プロトコールを作成することのアウトカムはその発生を抑制することにある。プロトコールの作成自体に「どの患者でもVTEが発生しうる」ということに意識を向けさせるという，もっとも効率的な予防策と早期介入を促すという効果がある。もちろん，プロトコール自体の有用性があって，その施設にフィットするものでないと，適切なVTE予防には繋がらない。

理想的なVTE予防プロトコールについて，米国AHRQ（Agency for Healthcare Research and Quality）によるレビュー[32]では，「望ましいVTEリスク評価ツールに関するコンセンサスは得られていない」としながらも，次のような要素を上げている。

• DVTを発症するリスクのある患者をすべて正確に

検出する。

- DVT 発症の可能性が低い患者を確実に除外し，リスクの低い患者への不適切な過剰予防を最小化する。

- VTE および出血リスクの 2 つの相対するリスクの中で実行可能な推奨を提供する。

- 臨床検査や複雑な計算を必要とせず，日常臨床で簡単に使用できる。

- VTE のリスク因子は診療の時点で同定できる。

- 機械的予防と抗凝固薬療法の併用が予防に有益であるということが，医療者の意思決定支援となっている。

- 出血を増加させることなく VTE 発生を減少させる方法で，診療の成果を上げる。

- 評価から指示に至るプロセスが自動化され，経過を追って再評価できる。

　2016 年にまとめられたこのレビューは，それまでのVTEリスク評価モデルをほぼ網羅したものであり，個々のプロトコールおよびその変法に対する長所や短所などのコメントは「臨床現場での実装と実用性という実際的な問題に焦点を当てた」ものとなっている。それぞれの医療機関や地域の実情に即した，「VTE 予防におけるベスト・プラクティスとなる」ための参考になるだろう。

2）プロトコールの類型

AHRQ のレビューによれば，VTE のプロトコールは以下の 4 つに分類される。現在のもっとも一般的なものは③定性的リスクモデルと④定量的リスクモデルであり，それぞれに利点と欠点があり，診療科によって，また，扱う疾患や治療・処置によっていずれかが選択されている。

①注意喚起（Prompt）
単に予防を促すために，選択肢のリストを提示する方法。臨床判断支援の提供はない。リスク評価の判断基準はなく，医療者に委ねられている。

〈例〉
いずれかを選択せよ

- 弾性ストッキング
- 間欠的空気圧迫法
- UFH 5000 単位，12 時間おきに皮下注
- LMWH（エノキサパリン）40mg を 1 日 1 回投与
- 予防措置不要

②オプトアウト（Opt out）
抗凝固療法による予防をデフォルトとし，患者が低リスクの場合や抗凝固薬が禁忌である場合に，オプトアウトとして他の方法を用いる方法である。例えば，股関節置換術に重点を置く整形外科病棟で，抗凝固療法と機械的予防法を規定して指示する場合などである。抗凝固薬をデフォルトとするため，過剰な予防と

IV. 静脈血栓塞栓症の予防　41

なる可能性がある。

③定性的リスクモデル

　VTE のリスク因子をそのリスクの高さに応じてい
くつかのリスクレベルに振り分け，レベルごとに予防
法の選択肢を当てるものである。この方法では個々の
リスク因子が点数化されない。患者がどのリスクを
持っているかで，リスクレベルが決定して予防法が選
択されるため，比較的使いやすく，院内発生の VTE
を減少させる実績を上げている。一方で，あまりにも
単純であるために，予防開始の閾値が低いという批判
もある。しかし，レベルの数や因子の振り分け，予防
法の選択などを，施設ごとに調整すればいいので汎用
性がある。日本のガイドラインや，その他のガイドラ
インでもこのモデルを採用している。

④定量的リスクモデル

　リスクの高さに応じて重みをつけた点数を当て，そ
の患者が持つすべてのリスク因子の合計点によって，
総合的なリスクの高さを判断し，それに応じた予防法
を選択する方法である。外科系では Caprini Risk
Score によるスコアリングモデル[33]が，内科系におい
ては Padua 予想スコア（表2）[34]がそれぞれの変法と
ともに広く用いられている。ACCP ガイドライン第9
版（以下，ACCP 9th）など，主要なガイドラインで
も，リスク評価ツールとして組み込まれたり，評価へ
の利用を推奨している。判定のプロセスが定性モデル
に比べるとやや煩雑であったが，リスクを確認後のプ

ロセスは，コンピュータやネット環境にマッチしており，スマートフォンのアプリとして使えたり，電子カルテ上でリスクをチェックすれば自動的に判定から予防法の指示までを実装することが可能となっている。

2. 一般医療における日本のガイドライン

日本の合同研究班による「肺血栓塞栓症および深部静脈血栓症の診断，治療，予防に関するガイドライン（2017年改訂版）」（以下，JCS 2017）は，2004年版の「予防ガイドライン」の推奨を踏襲したもので，ACCP 9th，産婦人科，脳卒中，整形外科など各領域のガイドラインの解説，特定手技の新エビデンスなどの紹介などに留まっている。これはそれぞれの領域が独自のプロトコールを作成・発展させており，これらを統合することは困難となったためだと思われる。また，予防法を大きく改訂するほどの新たなデータやエビデンスには乏しいことも理由の一つであり，「予防法は欧米のガイドラインのように十分なエビデンスに基づいたものではなく，VTEの予防を考慮する際の一つの指針にすぎないことを念頭に置く必要がある」としている。

各科のプロトコールは，疾患や手術（処置）のリスクレベルを低リスク，中リスク，高リスク，最高リスクの4段階に分類して，それに応じた予防法を基本として，個々の患者に認める付加的な危険因子（表4）があればそれを加味して，総合的にリスクの程度を決定するという定性的評価モデルとなっている。

IV. 静脈血栓塞栓症の予防　43

表 4　VTE の付加的リスク因子の強度

危険因子の強度	危険因子
弱い	肥満 エストロゲン治療 下肢静脈瘤
中等度	高齢 長期臥床 うっ血性心不全 呼吸不全 悪性疾患 中心静脈カテーテル留置 癌化学療法 重症感染症
強い	VTE の既往 血栓性素因 下肢麻痺 ギプスによる下肢固定

血栓性素因：アンチトロンビン欠乏症，プロテイン C 欠乏症，プロ
　　　　　テイン S 欠乏症，抗リン脂質抗体症候群など

　内科領域では，2004 年版は，臥床を要する症例に
おいて，各患者が有する基本リスクとそこに加わる急
性疾患に伴う急性リスクの組み合わせでリスクの程度
を判断し（表 5），リスクレベルに応じた予防法を選
択するとしている。2017 年版では，それぞれの疾患
や病態を上げて，心筋梗塞，呼吸不全や重症感染症患
者，潰瘍性大腸炎やクローン病などの炎症性腸疾患は
中リスク，うっ血性心不全患者は高リスクとリスクレ
ベルと予防法を載せているが，脳卒中では各ガイドラ
インの解説をするなどの記載方法を取っている。
　予防法の選択は，表 6 の通りである。ただし，「医

表5 内科領域における危険因子の強度

	基本リスク	急性リスク
弱い	肥満, 喫煙歴, 下肢静脈瘤, 脱水, ホルモン補充療法, 経口避妊薬服用	人工呼吸器が不要な慢性閉塞性肺疾患の急性増悪
中等度	70歳以上の高齢, 長期臥床, 進行癌, 妊娠中心静脈カテーテル留置ネフローゼ症候群炎症性腸疾患, 骨髄増殖性疾患	感染症(安静臥床を要する)人工呼吸器が必要な慢性閉塞性肺疾患敗血症心筋梗塞うっ血性心不全(NYHA分類 III, IV度)
強い	静脈血栓塞栓症の既往血栓性素因下肢麻痺	麻痺を伴う脳卒中

血栓性素因:先天性素因としてアンチトロンビン欠乏症, プロテインC欠乏症, プロテインS欠乏症など, 後天性素因として, 抗リン脂質抗体症候群など
NYHA: ニューヨーク心臓協会

表6 JCS 2017によるPTE/DVT(VTE)の予防に関する推奨

- すべてのリスクの患者に対して, 早期離床および積極的な運動を行う。
- 中リスク患者に対して, 弾性ストッキングを着用させる。
- 中リスク患者に対して, 間欠的空気圧迫法を行う。
- 高リスク患者に対して, 間欠的空気圧迫あるいは抗凝固療法を行う。
- 最高リスク患者に対して, 「薬物予防法と間欠的空気圧迫法の併用」および「薬物予防法と弾性ストッキングの併用」を行う。また出血リスクの高い患者に対して間欠的空気圧迫法を行う。

IV. 静脈血栓塞栓症の予防　45

療機関により扱う症例が異なっており，当然 VTE リスクと出血リスクも医療機関ごとに異なるため，画一的に予防するのではなく，それぞれの医療機関で扱う疾患や患者の状態に合わせ対応することを推奨する」としてある。

3. 精神科における VTE 予防ガイドライン，予防法

1）海外のガイドライン

　海外に目を向けてみると，イギリスの NICE（National Institute for Health Care Excellence）は，16歳以上の静脈血栓塞栓症の院内発生リスクを低減させるガイドライン（NG89）の中に，精神疾患を持つ人への介入という項目（1.9）を設けている[35]。そこでは，すべての精神科急性期患者を評価し，VTE と出血のリスクを特定し，それに応じた予防法を行うことを推奨している。すべての患者を入院後速やかに評価し，その後専門医のコンサルトと再評価，リスクがなくなるまで予防を継続すること，VTE リスクが出血リスクを上回る場合には，低分子量ヘパリン（Low molecular weight heparin：LMWH），フォンダパリヌクスによる薬理学的予防を検討することも合わせて推奨している。（表7）

　オーストラリア・クイーンズランド州の VTE 予防ガイドライン[36]には，精神科入院治療における予防法を設けている。その中で，「エビデンスは限られる

表7 NICE ガイドライン

1.9.1	すべての精神科急性期患者を評価し，VTEと出血のリスクを特定する： ・入院後できるだけ速やかに，またはコンサルトを受ける前に行う。 評価ツールは，英国国家機関，専門家ネットワーク，または査読付きジャーナルが発行したものを使用する。*
1.9.2	精神科の急性期病棟に入院したすべての患者について，VTEと出血のリスクについて，コンサルトを受けた時点，臨床状態が変化した場合に再評価する。
1.9.3	精神科急性期病棟に入院した患者のうち，VTEリスクが出血リスクを上回る患者には，LMWHによる薬理学的VTE予防を考慮する。
1.9.4	VTEリスクが出血リスクを上回る精神科急性期病棟に入院している患者に対して，LMWHが禁忌の場合はフォンダパリヌクスナトリウムによる薬理学的VTE予防を考慮する。
1.9.5	精神科急性期病棟に入院した患者に対して，VTEリスクが増大しなくなるまで薬理学的VTE予防を継続する。

*評価ツールの例：Risk assessment for venous thromboembolism（VTE）（nice.org.uk）

ものの非定型抗精神病薬（特にクロザピン）はリスクを高める」，「一般的なVTEのリスク要因とされている不動または移動能力の低下は，精神科医療において，緊張病，神経遮断薬悪性症候群，過鎮静，身体的拘束，重症うつ病，神経性食欲不振症における安静臥床，その他の急性期の活動低下状態の場合を考慮すべきである」としている。リスク評価自体はPadua予測スコアを用いて行い，低リスクであれば適度な飲水および運動を推奨し，高リスクであればLMWH 5000

単位皮下注あるいはエノキサパリン 40mg 皮下注を毎日投与することを推奨している。

2) 医療施設における VTE 予防プロトコールの報告

VTE 予防プロトコールに関する研究報告は限られている。それぞれ有効性を報告しているが，他施設による追試は行われておらず，自施設によるものもほとんどないため，実証性が乏しいといわざるを得ない。しかし，各施設のプロトコールを俯瞰することは，コンセンサスを考慮するためには重要な資料である。また，各施設がプロトコールを改訂する際にもとても参考になるものであると考え，それぞれの概要を紹介する。なお，当学会の指針第 1 版も巻末の参考資料に抜粋を再掲してある。

①都立松沢病院

都立松沢病院では早くから VTE 予防に取り組んでおり，2006 年の丸山らの報告[37] による概略は次のようなものであった。

《 高リスク群 》
リスク因子：静脈血栓症・肺塞栓症の既往あるいは血栓性素因，下肢運動制限，ECT または手術，鼠径部からの中心静脈カテーテル留置，妊娠・悪性腫瘍・ネフローゼ・炎症性腸疾患，心不全・呼吸不全・

重症感染症のいずれかが当てはまる場合。

予防法：薬物的予防法（ヘパリン 5000 単位を 12 時間ごと，静脈血栓症・肺塞栓症の既往あるいは血栓性素因の場合はこれを選択，その他は一般科医師と相談の上で決定），物理的予防法（弾性ストッキング，間欠的下肢圧迫装置），D−ダイマー測定，注意深い観察，早期離床・積極的な運動，の中から（1 つ以上を）選択する。

《 低リスク群 》

リスク因子：高リスク群のリスクはないが，脱水，抗精神病薬の投与，臥床傾向，肥満（BMI 25 以上），喫煙者，下肢静脈瘤，経口避妊薬またはホルモン補充療法のいずれかがある場合。

予防法：注意深い観察，早期離床・積極的な運動から選択。

《 リスクなし群 》

リスク因子：なし

予防法：不要，通常の観察

2009 年の報告[38)]では，これに入院時の D−ダイマーによるスクリーニングを組み込んでいる。D−ダイマーが高値（1 μg/mL をカットオフ）であれば下肢静脈エコーを行い，血栓があれば内科医と相談して抗

凝固療法を開始するが，血栓がない場合とD–ダイマーが低値でも過鎮静，身体的拘束，無為好褥例には，リスク評価を行い，複数のリスクがあれば高リスク群として，物理的予防法とヘパリン（カプロシン）1万単位／日を投与とし，リスクが1つ以下であれば低リスク群に分類し，物理的予防法を適用とし，早期離床を目指すとしていた。また，安静解除時の離床の可否の判断でも，D–ダイマーを用いて，高値であればエコーを行ったうえで血栓がないことを確認してから離床可としている。

ピアレビューを受けていない総説ではあるが，2019年に樫山[39]によって松沢病院の予防法が紹介されており，従来の予防法の前段階として，入院時に既にVTEの存在が疑わしい"持ち込みVTE"の予防〜治療のフローが加えられた形でアップデートされている。入院時点で，入院前に3日以上臥床，24時間以上の拘束，下肢麻痺などのVTEリスクがある，または臨床的にVTEが疑われる患者は，D–ダイマーを測定し，$1\mu g/mL$以上であれば下肢エコーを行う。膝よりも近位に血栓があれば内科医が介入して抗凝固薬を開始する。下腿に限局したDVTであれば，治療の利益が確立していないと考え，予防量のヘパリン投与および観察の対象とし，2週間以内にエコーによるフォローを行う。血栓の増大がなく，かつ離床していれば，予防処置を中止するが，もし血栓が増大していれば，予防ではなく治療に切り替えるとしている。過去，予防的抗凝固薬投与観察中の下腿限局血栓が増大して，治療が必要となった事例はない，と述べている

が，出血の事例については言及されておらず，明らかではない。

　これらの"持ち込みVTE"スクリーニングの対象以外の患者で，入院後にベッド上で過ごす場合は，定量法を用いたリスク評価を行う。ベッド上拘束，ないしは強い鎮静，昏迷状態，（下腿に限局した）静脈血栓の存在，膝より上のVTEの既往，既知の血栓性素因（プロテインC・S欠乏，アンチトロンビンⅢ欠乏，抗リン脂質抗体症候群など）を3点，うっ血性心不全，呼吸不全，活動性感染症，担がん状態，明らかな脱水，CVカテーテル留置，女性ホルモン薬（避妊薬など）投与，肥満（BMI 35以上），75歳以上，D-ダイマー1μg/mL以上の場合を1点，として，3点以上を高リスク，1〜2点を中リスク，0点を通常リスクと評価する。高リスクではヘパリン（8〜12時間ごとに5000単位皮下注），抗凝固薬が使用できなければ間欠的空気圧迫法を推奨している。中リスク以下であれば，早期離床，積極的な下肢の運動，十分な水分補給，注意深い観察を行い，弾性ストッキングは積極的な使用は勧めていないとしている。

②総合病院精神医学会のVTE予防における治療指針

　都立松沢病院とほぼ同じ時に報告し，学会から指針として出版された。参考資料に再掲する（p.86〜）。

③落合ら報告 [40]

　落合らの施設で作成したものは，リスク評価の枠組みは本学会の第1版の指針が反映されているが，身体

的拘束と強い鎮静が8時間以上か否かでリスクの高さを分けて評価している。また，大腿と下腿の周囲径の測定も経時的に測定してアセスメントに利用する。全例入院時および状態変化のときに医師が判定を行い，その後は看護師が8時間後，24時間後，その後離床が可能となるまで，毎日10時にリスク判定を行うとしている。

④ Malý らの報告[41]

チェコ共和国の Malý らは，精神障害における特異性（向精神薬による肥満，緊張病，身体的拘束，脱水，抗精神病薬治療）に関して，非外科患者と外科患者に関する文献に基づいて，移動能力の低下した精神科入院患者の VTE リスク因子の評価法を提案している。定量法を用いたプロトコールで，エビデンスに基づいた項目を2点，コンセンサスに基づく項目は1点としている。8時間以上の身体的拘束は，下肢麻痺や緊張病状態とともに，不動化の一つとして扱っている。

《リスク因子》

2点：深部静脈血栓症・肺塞栓症の既往，活動中または治療中の癌，年齢75歳以上，急性感染症（重症感染症・敗血症を含む）または急性呼吸器疾患（慢性呼吸器疾患の増悪を含む）

1点：不動化（下肢麻痺，8時間以上の身体的拘束，緊張状態を含む），ホルモン療法（経

口避妊薬,ホルモン補充療法),肥満（BMI ≧ 30),年齢 60 〜 74 歳,静脈瘤・静脈不全,脱水,血栓形成傾向（血栓性素因および検査値上),抗精神病薬による治療。

《予防法》

合計点数によってリスク分けをして,予防法を選択する。

低リスク（0 〜 3 点）：下肢の定期的運動,十分な水分補給,弾性ストッキング

中リスク（4 〜 7 点）：さらに LMWH<3400U を毎日皮下注射または UFH 5000U を 12時間おきに皮下注射

高リスク（8 点以上）：LMWH<3400U を毎日皮下注射または UFH 5000U を 8 時間おきに皮下注射

＊移動（能力）の低下した患者：移動能力低下は,入院後 1 〜 2 週間,少なくとも 10m の歩行が不可能な状態と定義。

⑤ Croxford らの報告[42]

Croxford らは,高齢者の精神科病床における VTE 予防が十分に行われていないという実態を改善するために,新たにプロトコールを作成することで使用を促し,効果が得られたと報告をしている。プロトコールは NICE ガイドラインを土台に定性的評価を行うものである。最初に移動性の評価を,3 日以上著しく移動性が低下していないか,今後移動制限がかかることが

想定されるかをチェックし，そうであればVTEのリスク因子と出血リスクの評価を行い，VTEのリスクが一つでもあって出血リスクがなければ，エノキサパリンの投与と弾性ストッキングの使用を行うことを推奨している。この1枚の簡易なアセスメントシートには，予防措置の禁忌の概略，予防措置が必要な場合の能力と同意に関する問題点，処方や指示を行ったかなど，意思決定から実施までを支援するようなチェックリストも盛り込まれている。その右下隅に，精神科医療におけるリスク因子（留意せよ）として，定型抗精神病薬，クロザピン，経口摂取の乏しさ，身体的拘束，緊張病，神経筋症候群（発熱と横紋筋融解症）をチェックする欄を設けている。

　アセスメントシートはWeb上で公開されている。

　（https://bmjopenquality.bmj.com/content/bmjqir/suppl/2015/05/15/bmjquality.u205852.w3226.DC1/ds5139.pdf　2024年7月9日現在閲覧可能）

⑥ Hilger らの報告[43]

　ドイツの Clinic of Landschaftverband Rheinland の Hilger らは，身体的拘束を行うか否かによってVTEの予防法を決定していると報告している。その他のリスクの扱いは記載がないため不明である。

　患者の身体的拘束が24時間内であれば予防を行わないが，24時間以上であればエノキサパリン40mg皮下注/日による予防を行う。予防法を行う場合には，血液検査で血小板減少がないことを確認し，本人および家族にヘパリン誘発性血小板減少症の既往がないか

を確認する。その後48時間ごとに血小板数のモニターを行うとある。2年間で1035件（469名）にVTEの発生はなかったという。

⑦ Ruhe らの報告[44]

　Ruhe らは，適切な VTE のリスク評価ツールを作成するために，単一施設でのコホート研究を行い，その有効性を検討している。基にしたものは Padua リスク評価スコアで，それに精神科的なリスク因子を加えた，修正 Padua リスク評価スコアを作成している。精神科医療のリスク因子として，移動能力の低下（麻痺，8時間以上の身体的拘束，緊張病）を3点，抗精神病薬を1点と当てている。コホートⅠでは，入院中に新たに VTE と診断された患者を，コホートⅡは，3カ月間に無作為に抽出した100人の患者を対象とし，コホートⅠにおける修正 Padua リスク評価スコアの感度は66.7%であり，コホートⅡの特異度は86%であったという。

4. 総合評価の方法

　各プロトコールの総合的評価の方法を以下のように分類した。これらを参考に各施設の実情に合ったプロトコールを作成，総合評価に役立ててもらいたい。

IV. 静脈血栓塞栓症の予防　　55

1）総合評価の中の一般状態のリスクと精神科医療のリスクの位置づけ

　3. で紹介したプロトコールから，一般状態のリスクと精神科医療のリスクがどのように総合評価に反映されているかをみると，

①一般状態のリスクと精神科医療のリスクを一緒にして定性法あるいは定量法で評価する。

　都立松沢病院，Malýら，Ruhe ら，当学会の指針（第1版）[注1]

②一般状態のリスク評価を主体として，そのリスク（不動化）に精神科医療のリスクを当てる。

　クイーンズランドガイドライン

③精神科医療のリスクの評価後に，一般状態のリスクを加味して評価を行う。

　Hilger ら

④一般状態のプロトコールで評価する。

　NICE ガイドライン，Croxford ら[注2]

　注1）当学会の指針（第1版）では，その後に精神科医療の増　　　強リスク（身体的拘束と鎮静）によって最終的なリスク　　　を決定する。
　注2）Croxford らが用いたチェックシートは NICE のものが　　　ベースとなっているが，その片隅に抗精神病薬などの精　　　神科医療リスクがリストアップされている。直接評価す　　　るものではないが，注意喚起の役割を果たしている。

2）リスクレベルと予防法の割り当て

① 2段階：低リスクあるいはリスクなし・高リスク

高リスクは抗凝固療法，低リスク／リスクなしは積極的な運動が割り当てられ，出血性リスクがある場合に機械的予防法が用いられている。

② 3段階：低・中・高リスク

Malýらのものは中リスクから抗凝固薬を使用することになっており，都立松沢病院のものは高リスクからであるが，原則的に機械的予防法も用いないために，実質2段階のものとなっている。

③ 4段階：低・中・高・最高リスク

当学会の指針第1版では，低リスクでは早期離床および積極的運動，中リスクでは機械的予防法，高リスクでは機械的予防法あるいは抗凝固療法，最高リスクでは機械的予防法と抗凝固療法の併用としている。

4 出血性リスクの評価

　VTE の予防に抗凝固療法を行う場合には，有害事象として出血の危険性があるため，出血性リスクを評価しておく必要がある。さまざまな心血管系疾患やその治療において，抗凝固療法は欠かせないものであり，これらの領域では，いくつかの出血性リスクの評価法が作成されてきた。

　HAS-BLED（Hypertension, Abnormal renal/liver function, Stroke, Bleeding history or predisposition, Labile INR, Elderly, Drugs/alcohol concomitantly）[45] は，2010 年に欧州心臓病学会心房細動ガイドラインを皮切りに，日本循環器学会 / 日本不整脈心電学会合同ガイドライン 2020 年改訂版不整脈薬物治療ガイドライン（JCS/JHRS 2020 Guideline on Pharmacotherapy of Cardiac Arrhythmias）などさまざまなガイドラインに採用されており，簡便で有用な評価スコアの一つである（表 8）。

　NICE（VTE 予防）のガイドラインでも，出血性リスクの評価を求めており，患者が持つ自身のリスクとして，活動性の出血，後天的出血疾患（例えば急性肝不全），出血性リスクを高めることが知られている抗凝固薬の併用（例えば，INR>2 を維持するワーファリン療法），脳卒中急性期，血小板減少症（血小板 <7.5 × 10^3/μL），コントロールされていない収縮期高血圧（230/120mmHg 以上），未治療の遺伝性出血性疾患（血友病や von Willebrand 病など），入院による

表 8 HAS-BLED

危険因子	点数
Hypertension 高血圧（収縮期血圧 > 160 mmHg）	1 点
Abnormal renal and liver function 腎機能障害・肝機能障害*1	各 1 点
Stroke 脳卒中	1
Bleeding 出血*2	1
Labile INRs 不安定な国際標準比（INR）*3	1
Elderly 高齢者（> 65 歳）	1
Drugs or alcohol 薬剤，アルコール*4	各 1 点

3 点以上で出血のリスクがあると判断する。
*1 腎機能障害（慢性透析，腎移植，血清クレアチニン 200 μ mol/
 L［2.26 mg/dL］），肝機能障害（慢性肝障害［肝硬変など］また
 は検査値異常［ビリルビン値 > 正常上限×2 倍，AST/ALT/ALP
 > 正常上限×3 倍）
*2 出血歴，出血傾向（出血素因，貧血など）
*3 不安定な INR，高値または INR 至適範囲内時間（TTR）< 60％
*4 抗血小板薬，消炎鎮痛薬の併用，アルコール依存症

リスクとして，脳神経外科・脊椎外科・眼科の手術，
その他の出血性リスクの高い処置，12 時間以内に予
定する腰椎穿刺・腰椎／硬膜外麻酔，腰椎穿刺・腰椎
／硬膜外麻酔後 4 時間以内，の有無についてチェック
をするシートを推奨している。（Risk assessment for
venous thromboemb olism（VTE）（nice.org.uk））

IV. 静脈血栓塞栓症の予防   59

5 予防法の選択

　精神科領域において，リスクレベルに応じて設定された予防法のエビデンスはない。4. で紹介した，各施設では，早期離床・積極的な運動，物理的予防法（弾性ストッキング，間欠的下肢圧迫装置），抗凝固療法とリスクに応じて使い分けていたが，諸外国のガイドラインでは，高リスクで抗凝固療法を選択し，低リスクであれば積極的な運動という2択であった。当学会のアンケートでは，リスクレベルに応じた3〜4つの予防法が用いられていた。これらは，当学会の指針第1版やJCSの推奨に沿ったものだと思われる。

　これらのことを踏まえて，本指針では，現時点での基本的な推奨を，JCS 2017の推奨と同じものとした（表9）。低リスク（レベル1）では早期離床および積極的な運動，中リスク（レベル2）では弾性ストッキングあるいは間欠的空気圧迫法，高リスク（レベル3）では間欠的空気圧迫法あるいは低用量未分画ヘパリン，最高リスクでは低用量未分画ヘパリンと間欠的空気圧迫法の併用，あるいは低用量未分画ヘパリンと弾性ストッキングの併用が推奨されている。

　ただし，弾性ストッキングに関しては，JCS 2017では，「認知知覚機能，自動運動能が落ちている脳卒中急性期患者において弾性ストッキング装着によりDVTの発生率は変わらず皮膚合併症が4倍に増加したとの報告もあり，また，わが国での医療機器関連圧迫創傷（いわゆる褥瘡）の発生率の高い原因になって

表9 公表されている予防プロトコール

	抗精神病薬	身体的拘束	緊張病
NICE ガイドライン	入院するすべての急性精神疾患の患者		
オーストラリアクイーンズランド州リスクレベルなし	＋：非定型（特にクロザピン）	＋	＋
都立松沢病院	低	下肢運動制限：高	－
当学会第1版	低	増強リスク：1〜2点	中

いることから，弾性ストッキング装着中には皮膚障害，および虚血性の壊死に十分注意をする」としており，注意を要する。また都立松沢病院からの報告では（樫山）「弾性ストッキングは積極的には用いない」としている。また，ACCP 9th[46] では，急性期内科疾患の入院患者では，抗凝固療法を推奨し，血栓リスクが低ければ薬物的・機械的予防法は行わないことを推奨し，出血している，あるいは大出血のリスクが高く，かつ VTE のリスクも高い場合にのみ機械的予防法（弾性ストッキングあるいは間欠的空気圧迫法）を推奨している（出血リスクが低下すれば薬物療法への切

過鎮静	その他の精神科特有のリスク因子	予防法
		VTE のリスクが出血性リスクを上回れば，LMWH，フォンダパリヌクスによる予防
＋	不動化の要因として，神経遮断薬悪性症候群，重症うつ病，神経性無食欲症，その他の急性期の活動低下状態	低：適度な飲水と運動 高：LMWH 5000U，エノキサパリン 40mg
－	ECT（高）	低：注意深い観察，早期離床・積極的運動から選択 高：ヘパリン 5000U，物理的予防法，注意深い観察，早期離床・積極的運動から選択
増強リスク：1〜2点	パーキンソン病・症候群（低），悪性症候群（中）	低：早期離床・積極的運動 中：弾性ストッキングあるいは間欠的空気圧迫法 高：間欠的空気圧迫法あるいは低用量未分画ヘパリン 最高：低用量未分画ヘパリンと間欠的空気圧迫法の併用 あるいは低用量未分画ヘパリンと弾性ストッキングの併用

り替えも合わせて提案している）。

　実際の運用にあたっては，各医療機関の実情に合わせて予防法を選択すべきである。ヘパリンの使用は，総合病院であれば比較的容易であるが，単科の精神科病院では使いにくいかもしれない。

　以下，予防法について簡単に説明をする。この予防法の項は日本のガイドライン[47]を参考にしているため，詳細は同書を参照する必要がある。

表9（続き）

	抗精神病薬	身体的拘束	緊張病
Malýら	1点（低）	不動化の要因として（以下，不動化）1例：1点（低）	1点（低）
Coxfordら いずれも注意喚起	定型、クロザピン	不動化	不動化
Hilgerら	－	24時間以上：高	－
Ruheら	1点（低）	不動化（8時間以上）：3点（高）	不動化：3点（高）
当学会アンケート	27.8％で採用 低〜中〜高	77.8％で採用 低〜中〜高（中高が多い）	16.7％で採用 低〜中〜高

1. 理学的予防法

1）早期離床および積極的な運動

　早期離床と積極的な運動は，最も簡単な予防の基本であるが，さまざまな分野でその効果は実証されており[2]，重要な予防法である。精神科においても低リスクの患者に対する予防法とした。しかし，精神症状によって，自ら離床しなかったり，積極的な運動ができ

IV. 静脈血栓塞栓症の予防　63

過鎮静	その他の精神科特有のリスク因子	予防法
－	－	低:下肢の定期的運動、十分な水分補給、弾性ストッキング 中:LMWH < 3400U か UFH 5000U を 12 時間ごと 高:LMWH < 3400U か UFH 5000U を 8 時間ごと
－	悪性症候群，横紋筋融解	VTE のリスクがあり出血性リスクがなければ，エノキサパリンと弾性ストッキング
－	－	24 時間以上身体的拘束を行う場合にエノキサパリン 40mg
－	－	記載なし
27.8%で採用 低〜中〜高	悪性症候群，パーキンソン症候群，隔離，ECT	低：早期離床・積極的運動（89.7%），弾性ストッキング（20.5%） 中：弾性ストッキング（89.7%），間欠的空気圧迫法（38.5%），早期離床・積極的運動（20.5%） 高：間欠的空気圧迫法（76.9%），ヘパリン（56.4%），弾性ストッキング（46.2%），ワーファリン(15.4%),Xa 阻害薬(12.8%) 最高：ヘパリン（76.9%），ワーファリン（38.5%），Xa 阻害薬（30.8%）

ない患者も多いため，そのような患者には，下肢の静脈還流を促す目的でベッド上の自動的あるいは他動的な理学的予防法を行う（図 1）。両下肢を 20° 挙上させる方法，下腿腓腹部の筋肉をつかみ，絞るように力強くマッサージを行う方法（図 2）などがあり，計画的になるべく頻回に行う。このような患者への身体的な関わりは，多くの場合精神的にも治療的である。

2）弾性ストッキング

　弾性ストッキングは下肢の静脈床を減少させ，速やかに血液を流れさせることで，下肢における静脈のうっ血を減少させるとともに，静脈におけるうっ血で生じる静脈拡張や血管内皮の損傷を予防する（図3）。弾性ストッキングは中リスクの患者に対しては有効であるが，高リスク以上の患者に対して単独で用いても効果がないとされている。しかし，薬物療法と併用した場合は有効である。

　精神科医療においても，弾性ストッキングが最も使いやすい。鎮静を必要とする患者でも弾性ストッキングの圧迫刺激は覚醒刺激にまでは至らないし，易刺激性の高い患者に対してもほとんど外的刺激になることはない。

　注意点としては，着用の際にストッキングの端が丸まったり途中にしわができてその部位を圧迫することで，静脈還流の阻害や動脈血行障害を引き起こす危険がある。また，皮膚の発赤や水疱，びらんなどの皮膚損傷の可能性もあるために，使用時には足指の色調や疼痛，皮膚の状態を十分に観察する。また，動脈血行障害や下肢の急性炎症，うっ血性心不全の患者では慎重に使用する。先述した通り JCS 2017 では弾性ストッキング装着中の皮膚障害，および虚血性の壊死に対する注意喚起をしており，とくに「末梢動脈の閉塞性疾患を合併する場合，急性の炎症を合併している場合，DVT の急性期，糖尿病を合併している場合は，適応を十分に検討する」としている。

3）間欠的空気圧迫法

間欠的空気圧迫法は，下肢にカフを巻いてそこに空気を間欠的に送り込むことで，下肢を圧迫する方法である（図4）。

効果としては，静脈床を減少させ静脈還流を促進させること，静脈内皮の損傷を防止すること，線溶系を促進させ凝固系の亢進を抑制させることがあげられる。能動的に静脈還流が行えるために，弾性ストッキングよりも効果が高く，中リスク群や高リスク群に使用される。最大の利点は出血の危険性がないことであり，出血の危険がある場合に選択される。予防効果は薬物的方法と同等といわれているが，より高リスクの患者に対しての効果は明らかではなく，薬物療法との併用を考慮する。

さまざまなタイプのものがあるので，その病院の使用状況に合わせて選ぶ。弾性ストッキングと同様に，動脈血行障害や下肢の急性炎症，うっ血性心不全の患者に使用する場合は慎重に行う。

また，間欠的空気圧迫法を行ったことで，既存のVTEからPEに発展した症例もあるために，使用を始める前にVTEが存在していないかどうか十分に確認し，存在が否定できない場合には，十分なインフォームド・コンセントを行った上で開始する。

2. 薬物的予防法

薬物的予防法として日本で用いられるものには，低

用量未分画ヘパリン（LDUH），用量調節未分画ヘパリン，用量調節ワルファリンがある。下肢整形外科領域と腹部一般外科領域では低分子ヘパリンと Xa 阻害薬が適応となっているものもあり，予防に用いられている。

　精神科医療で用いる場合は，低用量未分画ヘパリンが妥当であろう。比較的簡易に使用できる低分子ヘパリンと Xa 阻害薬は整形外科と腹部外科領域以外の適応がなく，それ以外の薬物はモニタリングを必要とし，副作用への対処など，専門医へのコンサルトなどが容易にできる環境が求められる。また，ワルファリンは確実な服薬管理も求められるなどの理由からである。

　また，薬物療法を行う際には，必ず出血リスクを評価し，出血リスクより VTE のリスクが上回る場合に投与すべきである。さらに向精神薬を内服している場合は，起立性低血圧，錐体外路症状，あるいは筋弛緩作用による転倒の危険があり，特に高齢者ではその危険性が高い。ヘパリンを使用していると，転倒による外傷によって出血しやすくなることも念頭に置く必要がある。これらのことを十分評価した上で，薬物療法を行うかどうか判断する。

低用量未分画ヘパリン

　低用量未分画ヘパリンは 8 時間もしくは 12 時間ごとに 5000 単位を皮下注射して投与する。致死性肺血栓塞栓症を含めた VTE のリスクを 60 〜 70% 減少させる。8 時間ごとのほうがより効果が高いとされている。

　簡便で安全な方法であるが出血の可能性があるため，脳外科，眼科，脊椎の手術を行った患者に対しては，術後早期の使用は可能な限り避ける。また，投与の原則禁忌として出血性潰瘍，脳出血急性期，出血傾向，悪性腫瘍，動静脈奇形，重症かつコントロール不良の高血圧，慢性腎不全，慢性肝不全，出産直後，大手術，外傷，深部生検後の 2 週間以内などが挙げられている。しかし，このような状態は同時に VTE のリスクも高い状態であるため，リスクと効果を十分に検討し，インフォームド・コンセントを行った上で使用せざるをえない場合もある。

　未分画ヘパリンの血中半減期は 60 分と比較的短時間であるため，大出血や致死性の出血がみられない。もし，出血がみられた場合には投与中止とともに，局所を圧迫するか，出血量が多ければ輸血を行うことで対処は可能である。しかし，生命危機に関わる出血が起きた場合には，硫酸プロタミンによって未分画ヘパリンを中和させる。未分画ヘパリンの静注から数分以内では，100mg あたり硫酸プロタミン 1mg を投与する。半減期が 60 分であることを考慮して必要量を決定する。APTT を硫酸プロタミン投与前，投与直後，投与 2 時間後に測定して中和効果を判断する。中和が

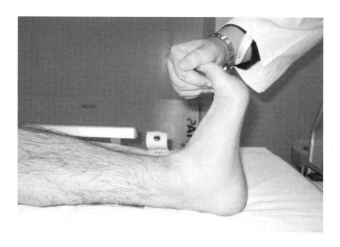

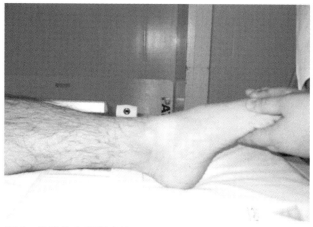

図1 他動的な理学療法
足関節を背屈と底屈を繰り返し行うことで，静脈胴がある下腿屈筋群を伸展・収縮させるとともに血液のうっ帯を減少させる。

IV. 静脈血栓塞栓症の予防   69

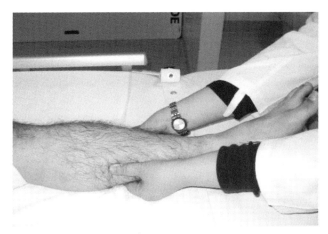

図2　下腿のマッサージ
ふくらはぎを足首から膝にかけて，血液を搾り出すようなつもりで力強くマッサージする。

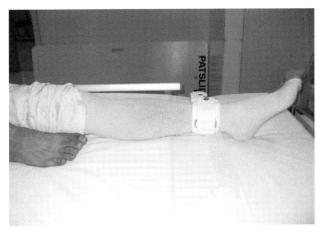

図3　弾性ストッキング
写真はモニターホール付きのハイソックスタイプ。ストッキングの端の丸まりや途中のよれなどがないようにはかせる。モニターホールによって足先の皮膚の観察を行う。

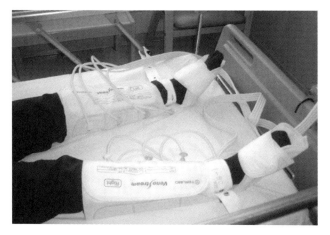

図4 間欠的空気圧迫装置
カフが4つの気室に分かれており，遠位側から近位側に向けて順番に加圧される。足首に拘束具を装着することができる。

不十分であれば追加して投与する。硫酸プロタミンは急速静注を行うと血圧低下を招くので，10分以上かけて静脈内投与する。

6 再評価

　患者の状態，特に急性期治療などでは，身体および精神ともに，日々刻々と変化する。入院時に行った評価とそれに基づく予防法は，その変化に応じて修正していく必要がある。オーストラリアの一般医療のガイドラインには[48]，「患者の血栓症および出血のリスクは，7日以内の間隔で，患者の状態または治療目標が変わるごと，そして退院時に再評価し，文書化する」とある。日本のガイドラインにおいては明確な記載はなく，また診療報酬上も入院時の1回のみが要件となっているに過ぎない。しかし，本指針では，状況に応じて再評価を行うということとした。例えば，身体疾患が加わったときや，行動制限を新たにかけたり，変更したりするときなどに行うことで，精度の高い予防となるであろう。

7 インフォームド・コンセントから患者参加型の VTE 予防へ

　VTE の予防を行うにあたってインフォームド・コンセントは必須である。VTE のリスクがあれば，患者あるいは家族に対して説明し，その旨を診療録に記載しておく。さらに何らかの予防措置を患者に対して行う場合には，予防方法とそれによる副作用について十分に説明する。ヘパリンを使用する場合は必ず出血に伴う副作用について説明し，同意を取得する。また，間欠的空気圧迫法や弾性ストッキングを使用する際も，副作用が予想される場合にはインフォームド・コンセントを行う。

　インフォームド・コンセントは患者自身に行うことが原則であるが，患者に同意能力がない場合には，代諾者による同意でもかまわない。しかし，患者の精神状態の改善とともに同意能力も回復することが少なくないため，患者の状態をみて，患者自身からインフォームド・コンセントを取得することを適宜試みる。同意文書の例を付録 1 に示した。

　日本医療安全調査機構は医療事故再発防止に向けた提言第 2 号[49] で，急性肺血栓塞栓症の予防として，患者参加による予防を提言し「医療従事者と患者はリスクを共有する。患者が主体的に予防法を実施できるように，また急性肺血栓塞栓症，深部静脈血栓症を疑う症状が出現したときには医療従事者へ伝えるように，指導する」としている。そのためには，「予防法

を実施する際には，急性肺血栓塞栓症の発症リスクと予防法について，患者に十分説明し，理解と協力を得る必要がある」とある。医療機関が患者への啓蒙や指導，自発的な予防を行うためのパンフレットも公開し，ダウンロードすることができる。(https://www.medsafe.or.jp/uploads/uploads/files/teigen02setu-mei.pdf)

8 今後の VTE 予防の方向性 ～改訂を考えるなら～

　理想の予防プロトコールは，AHRQ が示す通り，DVT への感度と特異度が高く，出血と VTE のリスクの双方をバランスを取り，そして，日常臨床で簡便に使いやすいものである。

　現在入手できる情報を概観すると，積極的な抗凝固薬による予防が安全に行える医療環境であれば，リスクなし／高リスクの２択として，それぞれ積極的運動と抗凝固薬を割り当て，高リスクのうち出血リスクが高い場合に物理的予防法を用いるようにするのがもっとも簡便で効率がよいのかもしれない。

　改訂のひな型として，定量法と定性法の２つを例示した（図5）。あくまでもひな型であり，注意すべき点の一つは，過剰予防となる可能性で，出血性リスクに十分対応できる医療環境が必要とされるであろう。今一つは，逆に過小評価の危険性があり，リスクなしとされた中に，潜在性の VTE ないしは予備軍がいるかもしれない。ACCP 9th の予防ガイドラインでは，潜在性 VTE は対象外としているが，日本の，特に精神科医療の臨床現場においては，現時点でそこまで割り切れないのではないかと思う。したがって，抗凝固薬による予防範囲を広げるか，あるいは D-ダイマーなどのスクリーニングや下肢エコーによる精査などを組み合わせることで，精度を上げることが対応策として考えられる。

IV．静脈血栓塞栓症の予防　　75

1. 静脈血栓塞栓症リスクの評価

✓	リスク因子	点数
☐	活動性の癌＊	3
☐	VTE の既往 （表在静脈血栓症は除外）	3
☐	移動性の低下 （身体的拘束・緊張病・過鎮静）	3
☐	既知の血栓傾向	3
☐	1 ヶ月以内の外傷 / 外科的手術	2
☐	抗精神病薬による治療	1
☐	高齢（70 歳以上）	1
☐	心不全 / 呼吸不全	1
☐	急性心筋梗塞 / 脳梗塞	1
☐	急性感染症 / リウマチ疾患	1
☐	肥満（BMI30 以上）	1
☐	ホルモン治療中	1
	合　計	

2. 出血性リスクの評価

✓	リスク因子	点数
☐	高血圧（収縮期血圧＞160 mmHg）	1
☐	腎機能障害	1
☐	肝機能障害	1
☐	脳卒中	1
☐	出血歴・出血傾向	1
☐	不安定な国際標準比（INR）	1
☐	高齢者（＞65 歳）	1
☐	抗血小板薬，消炎鎮痛薬の内服	1
☐	アルコール依存症	1
	合計	

☐ 2 点以下
　出血リスクなし
　　→予防法判定へ
☐ 3 点以上
　出血リスクあり→予防法判定へ

☐ 4 点以上
　高リスク
　　→出血性リスク評価へ
☐ 3 点以下
　低リスク→予防法判定へ

3. 予防法を判定せよ

VTE リスク	出血性リスク	予防法
☐ 低リスク		☐ 積極的運動
☐ 高リスク	☐ なし	☐ 低分子未分画ヘパリン
	☐ あり	☐ 間欠的空気圧迫法
		☐ 弾性ストッキング

図 5-① 静脈血栓塞栓症（VTE）のリスク評価・予防法判定シート（定量法）

1. 静脈血栓塞栓症リスクの評価

リスク強度	リスク因子	
	一般状態のリスク	精神科領域のリスク
弱い	肥満，喫煙歴，下肢静脈瘤，脱水，ホルモン補充療法、経口避妊薬服用	抗精神病薬
中等度	70歳以上の高齢，長期臥床，進行癌，妊娠 中心静脈カテーテル留置 ネフローゼ症候群 炎症性腸疾患，骨髄増殖性疾患	不動化を伴う病態や治療的介入 （緊張病、過鎮静、身体的拘束）
強い	静脈血栓塞栓症の既往 血栓性素因 下肢麻痺	

2. 出血性リスクの評価（抗凝固薬の使用を考慮する場合は必須）

> 活動性の出血、後天的出血疾患、抗凝固薬の併用、脳卒中急性期、血小板減少症、コントロールされていない収縮期高血圧（230/120mmHg以上）、未治療の遺伝性出血性疾患（血友病や von Willebrand 病など）

3. 総合的な VTE のリスク評価と予防法を判定せよ

VTEリスク	出血性リスク	予防法
□ 低リスク		□ 積極的運動
□ 高リスク	□ なし	□ 低分子未分画ヘパリン
	□ あり	□ 間欠的空気圧迫法
		□ 弾性ストッキング

図5-②　静脈血栓塞栓症（VTE）のリスク評価・予防法判定シート（定性法）

　このようなプロトコールの有効性を保った簡素化は，各施設の抗凝固薬の扱いの習熟とともに，将来，直接作用型経口抗凝固薬（DOAC）などの安全かつ簡易な抗凝固薬が VTE 予防の適応となれば，より広がっていくであろう。

参考資料

1 日本の精神科病床における VTE 予防法のアンケート調査

　本アンケートは，国立精神・神経医療研究センター（National Center of Neurology and Psychiatry: NCNP）病院の倫理委員会の承諾を得て行われ，同病院の野田隆政先生を中心としたスタッフによって結果がまとめられた。

　　　背景：現在，VTE に対する認識は一般的となっており，患者が入院した際には，そのリスク評価を行い，それに応じた予防を行うことは，どの施設においても当然のことになっているが，その実態について明らかになっていない。

　　　目的：各施設における VTE の発生状況や予防法の実施状況を調査することで，基礎的な資料とし，今後，より適切な介入や予防法の構築につながるものとなる。

　　調査期間：平成 30 年 4 月 1 日〜平成 31 年 3 月 31 日までの 1 年間

　　回答数：41（同意なし 1，該当なし 1）を除く 39 が有効回答数であった。

1. 施設の内訳

　総合病院の精神科病床が 37，一般病床 1，大学病院

1 で，病棟機能別では精神科救急・合併症病棟 6，精神科急性期治療病棟 12，精神科療養病棟 2，その他が 21 であった。

2. 発生した VTE の概要

PE：調査期間中に 5 施設で発生しており，うち 1 施設で 2 件の発生があり，残りは 1 件であった。

DVT：10 施設で発生しており，1 件が 5 施設，2 件，4 件，5 件が 1 施設，10 件が 1 施設であった。10 件の施設は精神科救急・合併症病棟であるため，他院からの患者が含まれている可能性がある。

死亡例：死亡例はなかった。

PE/DVT 症例の分析：27 例の PE/DVT を認め，PE 9 例，DVT 25 例であった（複数回答可）。下腿が 16 例，大腿が 7 例，骨盤より上部が 6 例であった（複数回答可）。発見時の D-ダイマーは平均 16.6 μg/mL であり，発生前に確認できた基本リスクでは向精神薬と臥床傾向が多かったが（表 10），リスクに関係したとする身体疾患は多様なものであった（表 11）。身体的拘束に関しては，24 時間以上が 10 例，それ以下が 4 例であり，13 例では身体的拘束をしていなかった。また，24 時間以上の鎮静を行っていたのは 10 例で，それ以外は鎮静を行っていなかった。医師が判断した総合的なリスクレベルは，最高リスクが 6 例，高リス

表10 PE・DVT 発生前に存在したリスク

低（複数回答可）		中		高	
1. 脱水	9	9. 緊張病	2	12. 静脈血栓塞栓症	1
2. 肥満	0	10. 中心静脈カテーテル	0	13. 血栓性素因	0
3. 喫煙	5	11. 悪性症候群	0	記載なし（空欄）	22
4. 高齢者	13	記載なし（空欄）	21		
5. 臥床傾向	24				
6. 向精神薬	23				
7. パーキンソン病，症候群	1				
8. 下肢静脈瘤	0				
記載なし（空欄）	1				

表11 リスクに関連していた身体疾患

- アルツハイマー型認知症
- MRSA 菌血症
- 左上腕骨近位端骨折
- 両足趾壊死
- 右上肢熱傷
- 趾骨骨折
- 腰椎骨折
- 左大腿骨頸部骨折
- 卵巣癌
- 癌性腹膜炎
- 急性腎不全
- 椎体骨折
- 亜昏迷による食事摂取困難
- 間欠性一酸化炭素中毒
- 左大腿骨転子部骨折
- 右上腕骨離断術後
- 右膝蓋骨骨折
- 辺縁系脳炎
- 昏睡状態

クが4例，中リスクが8例，低リスクが9例であった。

　予防法としては，早期離床が12例，弾性ストッキングが5例，間欠的空気圧迫法が2例，ヘパリンが2

例，リバーロキサバン 1 例，エドキサバン 2 例，ア
ピキサバンが 1 例であった。経口抗凝固薬は，VTE
発生後に用いられたものを回答した可能性がある。

3. 予防法

1）プロトコール

　明文化された予防法がない施設が 5 施設，総合病院
精神医学会治療指針を参考にしたものが 16，それ以
外が 18 であった。それ以外の内訳では，院全体で標
準化されたものが 7，日本血栓止血学会のガイドライ
ンが 4，Caprini Risk Score が 1，ACCP 2008 年版が
1，医療事故の再発防止に向けての提言第 2 号が 1，
不明が 4 であった。

2）精神科医療に関するリスク因子

　1）の，それ以外のプロトコールで，当学会の指針
で用いたリスク因子の採用状況を表 12 に示した。精
神科医療固有のものでは，身体的拘束は 77.8% の施設
がリスクとして取り上げており，一方，強い鎮静に関
しては 27.8% のみであった。また，向精神薬（22.8%），
緊張病（症候群）（16.7%），悪性症候群（16.7%），
パーキンソン病（症候群）（11.1%），隔離（5.6%）を
取り上げている施設は多くはなかった。

表 12　日本総合病院精神医学会指針のリスク因子の採用状況（n=18）

リスク因子		%	リスク因子		%
静脈血栓塞栓症の既往	18	100.0	脱水	10	55.6
肥満	17	94.4	喫煙	7	38.9
血栓症素因	16	88.9	強い鎮静	5	27.8
70歳以上の高齢者	15	83.3	向精神薬	4	22.2
下肢静脈瘤	15	83.3	緊張病（症候群）	3	16.7
（リスクとなりうる）身体疾患	15	83.3	悪性症候群	3	16.7
中心静脈カテーテル	14	77.8	パーキンソン病・症候群	2	11.1
身体拘束	14	77.8	隔離	1	5.6
治療前の臥床傾向	13	72.2			

3）リスク因子の重みづけ

　リスク因子の重みづけを行っていた施設は15施設であった。リスク因子ごとに重みづけをみたのが表13であるが，かなりばらつきがあることがわかる。精神科固有のリスクをみても，向精神薬を高リスクとしているところが1施設ある一方で，リスクなしとしているところも2施設あった。また，身体的拘束に関しても，中リスクと高リスクにしていたのが5施設と多かったが，リスクなし，低リスク，最高リスクとしているところもそれぞれ1，2，1施設で認めていた。強い鎮静もリスクなしから高リスクまでばらつきを認めた。

　身体的拘束については，部位によってリスクの強さ

参考資料　83

表13　リスク因子の重みづけ（n=15）

リスク因子	0.リスクなし	1.低リスク	2.中リスク	3.高リスク	4.最高リスク
脱水	3	5	3	0	0
肥満	0	10	4	1	2
喫煙	2	5	2	0	0
70歳以上の高齢者	0	3	7	4	1
治療前の臥床傾向	1	2	7	3	0
向精神薬	2	4	0	1	0
パーキンソン病・症候群	2	2	0	0	0
下肢静脈瘤	0	9	4	0	0
緊張病（症候群）	2	1	1	1	0
中心静脈カテーテル	0	1	8	2	0
悪性症候群	2	1	2	1	0
静脈血栓塞栓症の既往	0	1	1	6	7
血栓症素因	0	1	1	6	6
（リスクとなりうる）身体疾患	0	1	7	7	2
隔離	4	0	1	0	0
身体拘束	1	2	5	5	1
強い鎮静	2	1	2	2	0

を変えていないところが9施設中6施設であり，下肢を含めるか否かで変えていたのは2施設に過ぎなかった。また，時間を加味していないと答えた施設は8施設ともっとも多かった。

　強い鎮静に関しては，リスクの強さを分けていない施設が1施設，24時間で分けていたところが2施設であった。

4）リスクレベル

　総合的なリスク段階は，4段階が18施設中7施設ともっとも多く，5段階が5施設と続いていた。総合的な判定は，基本リスクと増強リスクとに分けて両者を総合して判断している施設が多かった。

5）予防法

　軽度では早期離床・積極的運動が35施設（89.7%）ともっとも多く，弾性ストッキング8施設（20.5%）がこれに続いていた。中等度では，弾性ストッキング35施設（89.7%）ともっとも多く，間欠的空気圧迫法が15施設（38.5%），早期離床・積極的運動が8施設（20.5%）であった。重度では間欠的空気圧迫法が30施設（76.9%）ともっとも多かったが，ヘパリン22施設（56.4%），弾性ストッキング18施設（46.2%）と続き，ワーファリンが6施設（15.4%），Xa阻害薬*（12.8%）が5施設と薬物療法を行う施設も多くみられた。最重度では30施設（76.9%）でヘパリンを使用しており，ワーファリンが15施設（38.5%），Xa阻害薬*が12施設（30.8%）とさらに薬物的予防法を用いる割合が増えていた。

＊VTEの予防としてXa阻害薬の適応は，整形外科領域および腹部外科領域に限られているため，これらの疾患を併発していたものと考えられる。

6）D-ダイマー

　PE/DVT のスクリーニングで D-ダイマーを用い
ている施設は 39 施設中 27 施設と約 7 割で行われてい
た。このうち正常値以外のカットオフ値を用いている
ところは 2.4 μg/mL としているところがそれぞれ 1
施設のみで，あとは 1 μg/mL を用いていた。

2 第1版の静脈血栓塞栓症予防指針 （再掲）

　2006年に発表されたこの指針は，当時は精神科医療におけるVTEの認知が広まり始めた頃であり，皆が手探りで，予防の方法を模索していた状態であった。そのような中で雛形となるべき指針が求められていたところで，まだエビデンスもほとんどない中，総合病院精神医学会のエキスパート・コンセンサスとして提示を行ったものである。それから20年近く経とうとしている現在においても，学会が行ったアンケートによれば，初版のVTEの予防を継続している施設も一定数存在し，存在意義がなくなった訳ではない。一方で，その後，いくつかのガイドラインや施設の予防プロトコールが公表され，また，実際の臨床現場では，それぞれの施設に最適化した形で予防が行われていると思われる。今回，他のプロトコールや推奨とともに，ここに載せることで，それぞれの長所短所を見比べて，それぞれの予防方法をアップデートしてもらおうと思い，ここに再掲することとした。

　内容は，予防プロトコールに関するものだけを抜粋してある。VTEのリスク因子は，その後の研究報告などによって，その確からしさは変化し，今回の改訂では推奨に含めなかったものもあるが，そのまま解説とともに掲載してある。エビデンスという点では，アップデートしたものを参考にしてもらいたい。

静脈血栓塞栓症予防指針
［第1版］
日本総合病院精神医学会

総　論

1. ガイドラインの作成過程

　精神科における静脈血栓塞栓症予防ガイドラインを作成するにあたり，日本血栓止血学会などによるガイドライン[1]の趣旨および作成手順を踏襲した。これは他の領域との整合性をもたせ，合併症がある症例のリスク評価をする際に不都合が生じないようにするためである。

　精神科医療における静脈血栓塞栓症の危険因子について調査する過程で，身体拘束と向精神薬による鎮静という2つの特徴的な項目が抽出された。これらは程度によっては外科的手術に相応するようなリスクを伴う可能性が考えられるため，この2つを中心リスクに据えるのが日本のガイドラインの趣旨に準拠することになるのかもしれない。しかし，身体拘束と鎮静の程度は患者の状態に応じて刻々と変化しうること，2つを同時に行う場合もあることなどの理由から，むしろ内科領域のガイドラインのように付加的リスクを基本リスクとし，身体拘束と鎮静は増強リスクにするほうがよいと考えられた。

具体的には，基本リスクを低 - 中 - 高（1-2-3）に
階層化し，これに増強リスクによる増強レベル（0-
1-2 段階）を加えて，総合的なリスクレベルを低 - 中
- 高 - 最高（1-2-3-4）の段階で判断する仕組みにし
た。このようにすることで，増強リスクである身体拘
束と鎮静のリスクの高さをレベルに反映させることに
したのである。この点が，内科領域のガイドラインの
ように"基本リスクに急性リスクを加えて総合的に判
断する"と曖昧にしているのと異なる点である。この
ような手順でリスクレベルを判断する作業は，患者の
状態を観察してその病態にあった治療方針を決定して
いくという思考の流れに沿って同時に行えるために，
誰もがすぐに覚えて使いやすいという利点にもつなが
る。

　将来的に身体拘束や鎮静による静脈血栓塞栓症の発
生率が明らかになってくれば，それに合わせて増強リ
スクのレベル設定を修正する必要は生じるかもしれな
いが，基本的な評価法の骨格は現時点ではこの方法が
最良であると思われる。

2. 精神科医療における危険因子とリスクのレベル

　静脈血栓塞栓症の予防の成否は，その患者がもつリ
スクの正確な評価に負うところが大きい。多くの患者
は複数の危険因子をもっているため，それらを総合的
に検討してリスクレベルを決定し，そのレベルにあっ
た予防法を選択する。精神科における危険因子とその
リスクレベルを表 1 に列挙した。

表1　精神科領域における危険因子とリスクレベル

基本リスク[*1]	低リスク（1）	脱水，肥満，喫煙，治療前の臥床傾向，パーキンソン病・症候群，下肢静脈瘤，向精神薬，70歳以上の高齢者
	中リスク（2）	緊張病（症候群），悪性症候群，中心静脈カテーテル
	高リスク（3）	静脈血栓塞栓症の既往，血栓性素因
増強リスク	身体拘束	
	24時間の下肢を含む身体拘束	増強レベル2
	それ以外の身体拘束	増強レベル1
	鎮静	
	24時間の強い鎮静[*2]	増強レベル2
	それ以外の鎮静	増強レベル1

[*1] 基本リスクの身体疾患の評価は多専門領域のガイドラインを参照する。
[*2] 強い鎮静とはほとんど体動が見られない状態を示す。

　危険因子のうちの基本リスクは，変動性の少ない基礎となるリスクであり，その患者の背景や精神・身体状態に関するものからなる。これまでのエビデンスや報告例，コンセンサスが得られている精神科医療で比較的遭遇するもの，あるいは静脈血栓塞栓症のリスクとして重要なものをあげている。そのリスクの高さの度合いに応じて，低，中，高リスクの3段階に分類し，それぞれをリスクレベル1，2，3と数値化した。

90

低リスク（レベル1）として肥満，喫煙歴，長期臥床，下肢静脈瘤，脱水，向精神薬，パーキンソン病・症候群，70歳以上の高齢，中リスク（レベル2）として中心静脈カテーテル留置，緊張病（症候群），悪性症候群，高リスク（レベル3）として静脈血栓塞栓症の既往，血栓性素因をあげた。他科領域の危険因子については日本の静脈血栓塞栓症ガイドラインなどを参照する。

　一方，増強リスクは，基本リスクを治療によって増強するリスクであり，患者の状態によってしばしばそのリスクの度合いが変動する。増強リスクには身体拘束と鎮静の2つがあり，精神科医療においては最も特徴的なリスクである。増強リスクもそのリスクの高さに応じて，増強レベル0，1，2の段階設定をした。

3. リスクレベルの判定

　リスクレベルの判定を実際の臨床現場で行う際には，付録2のようなリスク評価表を用いると円滑であり，同時に評価過程を記録しておくという点においても便利である。この評価表は診療録に添付することが好ましい。実際の手順は以下に示した。

　この評価方法の妥当性の検討はまだ十分になされているわけではないので，判定されたリスクレベルが適切かどうかは，個々の患者を診ている担当医が最終的に判断する必要がある。また，患者の状態や状況の変化に応じてリスクレベルも変化するので，頻回かつ十分に患者を診察し，適宜判断し直して，予防法を変更

していく必要がある。

1）リスクレベル判定の手順
①基本リスクの判定
- 複数の基本リスクがある場合，最も高いリスクを基本リスクのレベルとする。
- 身体合併症がある場合，日本のガイドラインを参照して，リスクレベルを判断する。
- 同じレベルの基本リスクが複数あっても，基本リスクのレベルを上げない。ただし，中リスク以上の身体疾患が複数あるときには，総合的に身体合併症のリスクを判断する[注1]。

②患者に対して行う増強リスクの程度で増強レベルを判定
- 増強リスクが2つある場合，高いほうのリスクを増強リスクレベルとし，同じであればそのレベルをリスクレベルとする[注2]。

③基本リスクのレベルに増強リスクのレベルを加えて，その患者の総合的なリスクレベルを判定
- 基本リスクのレベルに増強リスクのレベルを加えて最高レベルを超えるような場合は，最高リスクレベルとする。

注1）同じ基本リスクが複数あったとしても基本リスクのレベルを上げないのは，本ガイドラインにあげた基本リスクであれば複数重なったとしても一段階上のリスクにはならないだろうという経験上の判断による。ただし，中リスク以上の身体疾患が複数ある場合，身体疾患によっては高リスク以上になる可能性があるため，

身体科医師と相談した上で個別に判断する必要がある。

注2) 患者の精神状態が悪くなるほど，すなわち増強リスクが高くなるほど，身体拘束と鎮静は併用することが多くなるので，2つの増強リスクがあっても両者を加えることなく，高いほうのレベルを増強リスクのレベルにしてよいだろうと判断している。

2）リスクレベル判定の例

① 精神科救急に搬送された50歳のやせ気味の患者。数日前から精神運動興奮状態となって食事もあまりとらず，徘徊もみられた。膝周囲に数カ所の数cm程度の皮下出血を認めた。来院時の検査では脱水の他，CK 1200IU/L，WBC 10000/mm^3，CRP 0.1未満といった所見が得られた。頭部CT，胸・腹部X-Pで異常は認められず，骨折もなかった。入院時に興奮と拒絶が著しいため，フルニトラゼパムによる鎮静と持続的なハロペリドールの点滴を行い，下肢を含めて全身の身体拘束を行った。過去の病歴を他院に問い合わせたところ，緊張型統合失調症と診断されており，精神運動興奮がある程度収まるまでに数週間かかったという。

基本リスク：脱水（低リスク），向精神薬（低リスク），緊張病（中リスク）

基本リスクのレベル：中リスク（レベル2）

増強リスク：持続的な強い鎮静（2），下肢を含む全身の身体拘束（2）

増強リスクのレベル：2

＊総合的なリスクレベルは最高リスク（レベル4）

②他院で子宮筋腫を指摘された48歳の残遺型統合失調症の患者。両下腿に静脈瘤が認められる。検査上は軽度鉄欠乏貧血以外に異常はなかった。患者の不安が強いため，全身麻酔下にて開腹術が行われた。手術は1時間ほどで問題なく終わり，帰室時には傾眠がちで，左手に点滴をされたままベッド上でわずかに体動するのみであった。覚醒までの間の安全を図るために，胴のみの身体拘束を行った。産婦人科医から，当日は禁食でベッド上安静，翌朝から歩行と食事は可という指示が出された。

> 基本リスク：婦人科における良性疾患手術（中リスク），下肢静脈瘤（低リスク），向精神薬（低リスク）
> 基本リスクのレベル：中リスク（レベル2）
> 増強リスク：24時間を超えない身体拘束（1），傾眠がち（1）
> 増強リスクのレベル：1
> ＊総合的なリスクレベルは高リスク（レベル3）

3) 評価の時期

　リスクの評価は，まず入院時に全例に対して行う。その後の経過中に新たな事象が発生し，さらなるリスクが加わった場合や，精神症状や身体疾患が改善した場合など，必要に応じて適宜再評価を行う。また，増強レベル2の身体拘束や鎮静を行っている場合には，後述するように，24時間以内に再評価を行う。評価によってリスクレベルが変化していれば，そのレベル

にあった予防法に変更する。

3. 予防法

　精神科領域における静脈血栓塞栓症の予防法を表2
に示した。低リスク（レベル1）では早期離床および
積極的な運動，中リスク（レベル2）では弾性ストッ
キングあるいは間欠的空気圧迫法，高リスク（レベル
3）では間欠的空気圧迫法あるいは低用量未分画ヘパ
リン，最高リスクでは低用量未分画ヘパリンと間欠的
空気圧迫法の併用，あるいは低用量未分画ヘパリンと
弾性ストッキングの併用が推奨される。これは，精神
科領域における予防法に関するエビデンスが国内外を
問わず存在しないために，日本の静脈血栓塞栓症ガイ
ドライン[1]に準じている。ただし，精神科特有の問題
から，薬物療法は低分子未分画ヘパリンのみとした。
実際の運用にあたっては，各医療機関の実情に合わせ

表2　精神科領域における静脈血栓塞栓症の
　　　リスクレベル別予防法

リスクレベル	推奨予防法
低リスク	早期離床および積極的な運動
中リスク	弾性ストッキングあるいは間欠的空気圧迫法
高リスク	間欠的空気圧迫法あるいは低用量未分画ヘパリン
最高リスク	低用量未分画ヘパリンと間欠的空気圧迫法の併用　あるいは　低用量未分画ヘパリンと弾性ストッキングの併用

て予防法を選択すべきである。ヘパリンの使用は，総合病院であれば比較的容易であるが，単科の精神科病院では使いにくいかもしれない。

（各予防法については本文を参照）

4. リスク因子の説明

1）基本リスク

①脱水——低リスク（レベル1）

　脱水は血液の粘稠性を高める危険因子の1つである。脱水に対しては必要な水分量を飲水や輸液によって速やかに補正することが治療であるとともに最大の予防法である。小林[2]が述べているように，精神科治療で点滴を行うときにはベッド上安静や身体拘束を並行して，さらにリスクを高めてしまう場合が多い。可能ならば飲水を励行することが望ましい。脱水は内科領域のガイドラインでは弱い基本リスクに分類されている。

②肥満——低リスク（1）

　肥満は不動化につながり，さまざまな要因がからんで静脈血栓塞栓症の危険因子になる。欧米では body mass index（BMI）29以上で相対リスク3.0と強い危険因子とされているが，日本人においてはどの程度の肥満でリスクが高いのか明らかになっていない[1]。内科のガイドラインでは，弱い基本リスクに分類されている。

③70歳以上の高齢者──低リスク（1）

　前述した Kendel ら[3] による精神科病院での報告では，肺塞栓症の症例の大半が60歳以上であったという。しかし，それ以外に年齢に関する報告はない。内科のガイドラインでは70歳以上の高齢者を中程度のリスクとしている。しかし，すべての70歳以上の患者を中等度に分類するわけではなく，身体疾患によって長期臥床を強いられる症例について "総合的な判断" として中リスクとして扱う。例えば，糖尿病の教育入院で元気に運動療法をしている患者に対して弾性ストッキングや間欠的空気圧迫法を使用しない。精神科でも，終始徘徊している80歳の痴呆の患者に対して，中等度の予防法を行う必要はないだろう。したがって，70歳以上の高齢者であること自体は低リスクとした。ただし，臥床傾向の患者で重篤な身体合併症がある場合には，増強リスクがなくても，弾性ストッキングや間欠的空気圧迫法の使用も考慮する必要がある。

④喫煙──低リスク（1）

　内科のガイドラインに準じた。統合失調症の患者では喫煙者が多いという報告がある[4,5]。

⑤治療前の臥床傾向──低リスク（1）

　臥床傾向と静脈血栓塞栓症の発生との関連性については，さまざまな症例報告で指摘されている。しかし，それらの報告例の臥床の程度はまちまちで，明確なエビデンスはない。外科領域の報告では，1週間以

内の臥床による静脈血栓症の発生率は 15 〜 35% であるが，1 週間を超える場合には 80% であったという[6]。また，肺塞栓症研究会による症例登録調査では，内科領域における院内発生の急性肺血栓塞栓症 76 例のうち 51 例に危険因子として長期臥床がみられ[7]，ガイドラインでも長期臥床は中程度のリスクとしている。本ガイドラインでは，入院後の長期臥床に関する評価は，身体拘束と鎮静に関する評価で行うこととし，入院前の臥床傾向を基本リスクとして評価することにした。

⑥ 緊張病（症候群）——中リスク（2）

緊張病（症候群）の患者では，昏迷状態であっても精神運動興奮状態であっても，血栓を誘発する因子が重なり，静脈血栓塞栓症を発症するリスクは低くない。Sukov[8] は他の精神疾患よりも緊張病での肺塞栓症の発症率（2/4 例 vs 0/168 例）は高いと報告し，McCall[9] も緊張病における肺塞栓症の死因の多さを指摘している。

緊張病の主な背景は統合失調症，気分障害，器質性精神障害，その他の精神病性障害であり，当然ながらうつ病性の昏迷状態における静脈血栓塞栓症の報告もある[10, 11]。長期にわたる不動化がリスクの要因と考えられている。これらを緊張病（症候群）として１つにまとめて，中リスクとした。治療が長期化するほど，静脈血栓塞栓症のリスクが高まるだけでなく，新たな身体合併症を併発し，さらに静脈血栓塞栓症の危険性を高めるといった悪循環に陥る。したがって，このよ

うな病態の患者には早期に ECT を行うことを考慮すべきである。

うつ病性の昏迷の場合は，増強リスクが加わって高リスクになっても，医療スタッフが徒手で下肢の理学的予防法を行うことが精神的に治療的であると思われる。一方，精神病性の昏迷に対しては，そのような濃密な接触が非治療的になることもあるので，間欠的空気圧迫法が勧められる。

⑦パーキンソン病・パーキンソン症候群──低リスク（1）

パーキンソン病やパーキンソン症候群によっても患者の活動性は低下する。終日臥床しているわけではないが，パーキンソン病の患者は臥床するとほとんど体を動かさずに同一姿勢でいることが多い。このため静脈血栓塞栓症の危険をはらむことが容易に想像されるが，報告[12, 13, 14]は国内外ともに意外に少ない。しかし，Mosewich[14]によれば，60 例の脳血管障害後などによるパーキンソン症候群の剖検例において，静脈血栓塞栓症は肺炎に次ぐ 2 番目に多い死亡原因であったと報告されている。また，Burbridge[12]による通院中のパーキンソン病患者に対する下肢静脈の超音波検査では，症状の重さとの相関はなかったものの，81 例中 4 例（4.9%）に静脈血栓塞栓症が認められたという。この報告の対象となっているのは外来患者であり，入院患者ではさらに発生率が高くなる可能性がある。なお，薬剤性パーキンソン症候群に関連した静脈血栓塞栓症の報告は見当たらなかった。リスクレベル

は低リスクに分類した。パーキンソン症候群では，その運動障害によって転倒・外傷のリスクが高まるため，ヘパリンは使用しないほうがよいと思われる。長期臥床になる場合は，弾性ストッキングなどの予防措置を講じることが適切である。

⑧ 悪性症候群——中リスク（2）

悪性症候群では，筋強直や長期臥床により血液の流れが遅くなることや脱水による血液の粘稠性の亢進が起こりやすくなること，さらには横紋筋融解症を合併すれば多臓器不全やDICにまで発展する危険性をはらむことから，静脈血栓塞栓症のリスクが高い病態であり，日本にも数編の報告例[15, 16]がある。van Agtmael[17]による総説では，悪性症候群115例中13例の死亡例のうち，3例が肺塞栓症によるものであったという。これは全悪性症候群の2.6%に相当する。この値の信頼性のほどは判断しかねるが，静脈血栓塞栓症のリスクが低くない病態であることはうかがわれる。このため，中リスクに分類した。

予防法として，van Agtmaelは悪性症候群に陥った場合には抗凝固療法を考慮すべきであると述べているが，悪性症候群の重症度に応じて考慮すべきで，重症の場合を除けばまず他の理学的方法を用いることが実践的であろう。悪性症候群が疑われた時点で十分な全身管理を行い，弾性ストッキングや間欠的圧迫法を開始することが適切である。

⑨ **身体合併症──身体疾患のリスクレベルで評価**

　Meier-Ewert ら[18] による報告では，向精神薬投与中に発生した静脈血栓塞栓症 34 例のうち 22 例に身体合併症があり，その内訳は発熱 6 例，心不全 5 例，静脈炎 4 例，静脈血栓塞栓症の既往 3 例，多発外傷，頭部外傷，妊娠，肥満各々 1 例ずつであったという。小林[2] も，先行する身体疾患を伴う症例が多かったと報告している。合併症では，ベッド上での治療や，身体拘束を行わざるをえない場合が多く，リスクが高くなるので十分な予防措置を講じる必要がある。

　合併症によってそのリスクレベルが異なるため，日本のガイドラインを参照して，基本リスクのレベルを評価する。合併症によっては，理学的予防法やヘパリンの使用を慎重に行わなければならない場合もあるので，十分に注意する。

⑩ **メタボリック・シンドローム──リスクなし（0）**

　静脈血栓塞栓症に対するメタボリック・シンドロームの関与を長嶺[19] は主張し，小林[2] はその関与に否定的である。内科ガイドラインでも，因果関係は明らかでないとしてリスクにあげていないため，本ガイドラインでもリスクレベルを設定しなかった。

⑪ **大量服薬──リスク設定はなし（向精神薬の内服と持続的鎮静で評価）**

　大量服薬をしたあとに静脈血栓塞栓症を発症する事例[21, 34] は散見される。大量服薬による静脈血栓塞栓症の発生の病態は不動化・長期臥床によるものが主体

と考えられるが, 発見までに時間が経過している場合は, 脱水や静脈を含んだ組織の損傷などの要因も加わる。一般に大量服薬における呼吸器系の問題では, 嚥下性肺炎や呼吸抑制に関心が限定されがちであるが, 静脈血栓塞栓症の存在も念頭に置く必要がある。

大量服薬は向精神薬の内服という基本リスクと, 持続的な鎮静という増強リスクとして評価できるので, ここではリスクレベルを設定しない。

⑫中心静脈カテーテル──中リスク（2）

精神症状や身体疾患のために長期間にわたって経口摂取できない場合には, 中心静脈栄養が用いられる。内科のガイドラインでは, 中心静脈カテーテルは中程度のリスクとされており, 本ガイドラインでも中リスクとする。病識に乏しい精神疾患の患者では中心静脈カテーテルを大腿静脈から挿入することが多いが, 大腿静脈のほうが鎖骨下静脈よりも有意に血栓形成のリスクが高いことが示されているため[22], リスクに応じて鎖骨下からの実施も考慮する必要がある。また, 末梢血管から輸液を行う際にも, 可能な限り下肢を避けることが好ましい。

⑬ECT──リスクなし

ECT は静脈血栓塞栓症発症の直接原因にはならないが, すでに下肢静脈血栓症が形成されている患者に対してその存在を知らずに ECT を行った場合, 劇的な循環動態の変動とともに塞栓子が飛んで肺塞栓症へと発展する可能性はある[23]。このため, ECT を行う

以前に静脈血栓塞栓症の予防措置を十分に講じ，ECT 実施前に十分な評価を行う必要がある。

⑭静脈血栓塞栓症の既往，血栓性素因——高リスク（3）

日本のガイドライン[1] に準じた。

⑮下肢静脈瘤——低リスク（1）

日本のガイドライン[1] に準じた。

⑯向精神薬——低リスク（1），鎮静作用は増強リスクで評価する

精神科領域における静脈血栓塞栓症の危険因子について，最もエビデンスが蓄積されているのは向精神薬，特に抗精神病薬についてである。

(1)エビデンス

クロルプロマジンが精神科医療に導入された当初から，クロルプロマジンなどに関連する突然死や肺血栓塞栓症の報告は散見される。Maurice[24] によると，クロルプロマジンに関連した深部静脈血栓症の発生率は2.8%（5/180 例）であったと報告されている。以降，表2に示すように，クロルプロマジンで 2.8%[25]，抗精神病薬・レセルピン・三環系抗うつ薬で 3.1%[26]，クロルプロマジン・アミトリプチリン・イミプラミンで 2.9%[18] といった 3% 前後の数字が報告されている。

また，肺塞栓症による致死率は 2 つの報告でそれぞれ 0.6%[25]，0.4%[26] とほぼ同じ値が示され，いずれも

対照群との有意差が認められている。

　さらに，2000 年の Zornberg ら[27] による 60 歳以下の大規模コホート研究によれば，第一世代抗精神病薬内服中の患者における深部静脈血栓症の発生は 42 例中 14 例（33%）と，対照群と比較して有意に高く（オッズ比 7.1；95% CI 2.3 〜 21.9），クロルプロマジンやチオリダジンなど低力価抗精神病薬（24.1；95% CI 3.3 〜 172.7）のほうがハロペリドールのような高力価抗精神病薬（3.3；95% CI 0.8 〜 13.2）よりも静脈血栓塞栓症の発生リスクが高かったと報告されている。

　一方，65 歳以上を対象とした Ray ら[28] のコホート研究では，抗精神病薬全体の発生率は 19.2/1000・年（ハザード比 1.10；CI 0.95 〜 1.27），抗うつ薬の発生率は 14.3（1.04；0.94 〜 1.15）であり，対照群である甲状腺補充療法群との有意差は認められなかった。

　さらに各薬物別の詳細な検討では，フェノチアジン 13.6（0.83（0.66~1.05）），ジベンゾジアゼピン 22.0（1.19（0.90 〜 1.58）），ブチロフェノン 26.3（1.43（1.18 〜 1.74）），ベンジソキサゾール 12.4（0.70（0.35 〜 1.41）），SSRI 14.4（1.04（0.92 〜 1.17）），三環系抗うつ薬 13.5（0.98（0.86 〜 1.11）） といった結果で，わずかにブチロフェノンで有意差が認められたのみであった。

　Parkin ら[29] は，1990 年からの 9 年間に行われた別のコホート研究の対象者を用いて，肺塞栓症で死亡した人に向精神薬が投与されていたかを調査した。その結果，抗精神病薬を内服中であった症例は 8/62（13%,

104

表2 向精神薬と静脈血栓塞栓症との

報告者	調査年	対象年齢	研究デザイン	研究対象
Grahmann ら[9]	1954-1957	不詳	後方視的な対照群との有病率の比較	クロルプロマジンあるいはレセルピンによる治療 vs それ以外による治療
Höfner ら[10]	1958-1961	不詳	後方視的な対照群との有病率の比較	抗精神病薬，レセルピン，抗うつ薬による治療 vs 無治療あるいは少量による治療
Meier-Ewert ら[26]	1991-1993	不詳	後方視的な対照群との有病率の比較	第1世代抗精神病薬，アミトリプチリン，イミプラミンによる vs 無治療あるいは少量による治療
Zornberg ら[53]	1990-1998	60歳未満	後方視的コホート研究	抗精神病薬を服用歴のある29952例中 第1世代抗精神病薬服用中の患者 vs それ以外の抗精神病薬を内服歴のある患者
Parkin ら[39]	1990-1998	15-59	症例比較研究	肺塞栓で死亡した患者 vs 条件をマッチさせた一般対照者
Ray ら[40]	1994-2000	60歳以上	後方視的コホート研究	対象群 　甲状腺補充療法群（33033人） 比較群 　抗精神病薬服用群（22514人） 　　フェノチアジン（8668人） 　　ジベンゾチアゼピン 　　　　　　（3484人） 　　ブチロフェノン（8508人） 　　ベンジソキサゾール 　　　　　　（1064人） 　抗うつ薬服用群（75649人） 　　SSRI（37806人） 　　三環系抗うつ薬（32378人）

関連性について

発生イベント	発生件数	統計分析
深部静脈血栓症	11/388（2.8％）vs 2/464（0.4％）	χ^2検定p<0.01
深部静脈血栓症	49/1590（3.1％）vs 20/6304（0.03％）	χ^2検定p<0.001
深部静脈血栓症	34/1172（2.9％）vs 7/1172（0.6％）	χ^2検定p<0.001
初回の特発性静脈血栓塞栓症	第1世代抗精神病薬 　14/42（29％）vs 11/168/（6.5％） 低力価 　7/42（17％）vs 2/168/（1.2％） 高力価 　7/42（17％）vs 9/168/（5.4％）	第1世代抗精神病薬 　7.1（2.3-22.0） 低力価 　24.1（3.3-172.7） 高力価 　3.3（0.8-13.2） オッズ比（95％CI）
向精神薬が内服中であったか否か	抗精神病薬全体 8/62（13％）vs 2/243（0.8％） 低力価 6/62（9.7％）vs 1/243（0.4％） 抗うつ薬 6/54（11％）vs 7/209（3.3％）	抗精神病薬全体 　13.3（2.3-76.3） 低力価 　20.8（1.7-259.0） 抗うつ薬 　4.9（1.1-22.5） オッズ比（95％CI）
深部静脈血栓症・肺塞栓症	12.0/1000・年 19.2/1000・年 13.6/1000・年 22.0/1000・年 26.3/1000・年 12.4/1000・年 14.3/1000・年 14.4/1000・年 13.5/1000・年	1.0（対照群） 1.10（0.95-1.27） 0.83（0.66-1.05） 1.19（0.90-1.58） 1.43（1.18-1.74） 0.70（0.35-1.41） 1.04（0.94-1.15） 1.04（0.92-1.17） 0.98（0.86-1.11） ハザード比（95％CI）

オッズ比 13.3（2.3 ～ 76.3））であり，このうち低力価群 6/62（9.7%，20.8（1.7 ～ 259.0））および抗うつ薬 6/54（11%，4.9（1.1 ～ 22.5））は，対照群とそれぞれ有意差が認められたと報告している。剖検に関する研究では，死因が肺塞栓症であった精神障害者 37 例中 22 例（59%）がクロルプロマジンかレセルピンを内服していたという報告[30]，27 例中 5 例（19%）が抗精神病薬を内服していたという報告[31]がある。Kamijo ら[32]による日本で唯一のまとまった数の報告では，救命救急センターに搬送された巨大肺塞栓症 47 例のうち 7 例（15%）が抗精神病薬を服用しており，このうち 5 例がフェノチアジン系，2 例がリスペリドンであったという。

(2)向精神薬の静脈血栓塞栓症に対する作用機序

　向精神薬は，程度の差はあれ鎮静作用をもつことが多い。鎮静によって不動化が起こり，血流がうっ帯することで静脈血栓塞栓症の危険性は高まる。多くの報告がこのような鎮静効果による血栓形成への影響を主張している。また，抗精神病薬による体重増加や肥満が関連するともいわれる。

　その他の機序として，免疫グロブリン・ループス・アンチコアグラントや抗カルジオリピン抗体などを含む抗リン脂質抗体も，静脈血栓塞栓症の形成に関連するといわれている。実際，第一世代の抗精神病薬による抗カルジオリピン抗体の増加[31, 33, 34]に関する報告がある。しかし，未服薬の精神疾患患者にも抗カルジオリピン抗体の増加が認められるという報告[35]や，

抗精神病薬によって誘導された抗リン脂質抗体はほとんど静脈血栓塞栓症とは関連しないという報告もある[33]。

また，クロルプロマジン[36]やハロペリドール[37]などによって治療を受けている統合失調症の患者では，セロトニンによって血小板凝集能が増強されるとの報告がある。

抗精神病薬は質的・量的な差異はあるもののドパミンのアンタゴニストとしての作用をもつため，血中プロラクチン濃度を上昇させることがしばしば認められる。一方で，高プロラクチン血症とヒト血小板の凝集能との関連が指摘されており，抗精神病薬による静脈血栓塞栓症の形成のメカニズムはこの高プロラクチン血症の結果であると，Wallaschofski[38]は推論している。

以上，諸説を列挙したが，どれも臨床的に十分に検討・確認されたものではない。

(3) リスクレベルの設定

以上に列挙した報告から，向精神薬が静脈血栓塞栓症の危険因子であることが示唆される。しかしその発生率は，Zornberg ら[27]や Ray ら[28]の報告よりも Grahmann ら[25]，Höfner ら[26]，Meier-Ewert ら[18]の報告にある 2 〜 3% のほうが妥当と思われる。この発生率を考慮すれば，向精神薬を内服していること自体のレベルは低リスクに相当する。ただし，臨床感覚からすれば，日本では 2 〜 3% も発生していないように思われる。

薬物の種類による発生率の差異については，結論に至っていない。Zornberg ら[27] や Parkin ら[29] は第一世代，特に低力価の抗精神病薬で静脈血栓塞栓症の出現率が高いとしているが，Ray ら[28] はこれらに否定的な報告をし，むしろ統計学的にはブチロフェノンの発生率のほうが高いとしている。いずれも，症例数が少ないことや，信頼区間の幅が広い上に1を含むなど統計学的な評価が甘いことから，信頼性が高いとはいいきれない。Zornberg ら[27] の報告では，対象者29,952人の中にクロザピン16名，リスペリドン476名，オランザピン251名，クエチアピン11名といった抗精神病薬の服用歴をもつ人が含まれていたが，いずれも静脈血栓塞栓症は認められなかったという。また，Ray ら[28] の報告では，正確な数は明らかにされていないがジベンゾチアゼピン（クロザピン，オランザピン，クエチアピン）やベンジソキサゾール（リスペリドン，レモキシプリド）における静脈血栓塞栓症の発生頻度に有意差は認められていない。抗うつ薬も，有意差があるとした報告[25, 26] と差がないとした報告[27, 28] の双方があり，結果は一致していない。その他，ベンゾジアゼピン系薬物は症例報告のみであり[39]，パーキンソン病治療薬単独投与による報告は，パーキンソン病に合併した肺塞栓症でL-ドーパの関与について言及した症例報告[40] のみである。このように，薬物の種類によってリスクが高まるかどうかの見解は一致していない。臨床的には，薬物の種類の違いというよりも鎮静作用の強弱に関係しているのではないかと思われる。鎮静作用が強いほど強い不動化が

生じ，血栓形成のリスクが高まることは推察できる。したがって，薬物の種類によるリスクの差別化はせず，鎮静の度合いでレベルを評価することにした。

薬物投与量に関しては，Höfner ら[26] と Meier-Ewert ら[18] の研究における対照群が少量投与群を含んでいるため，少量投与のほうが静脈血栓塞栓症の発生率が低い可能性は考えられる。ただし，Höfner らはクロルプロマジン 75mg 未満を少量投与群としているが，この値が妥当であるかの追試がなされているわけではない。また，その他の報告では具体的な投与量に関する報告もない。臨床的には薬物量に関しても鎮静の度合いで評価するべきであるため，薬物投与量も特にリスクレベルを設けることはしなかった。

その他，薬物投与期間，投与方法，併用薬との関係，基礎疾患との関係などについては，現時点では報告は見当たらないため，リスクレベルの設定は困難である。

以上，向精神薬の内服自体は低リスクレベルに設定し，鎮静作用は増強リスクとして取り上げることにした。

2）増強リスク
①身体拘束

身体拘束に関連した静脈血栓塞栓症の発生の報告は，エコノミークラス症候群に対する認知の高まりと Hem ら[41] の報告をきっかけに，Lazarus[42]，岡田ら[43]，小林[2]，長嶺[44]，室井ら[45] などから相次いでいる。身体拘束を行うことで身体の不動化が起こり，血流の

うっ帯が生じやすくなる。また，拘束部位の血管が圧迫されて血流のうっ帯が増強したり，下肢の外傷[45]や静脈壁の損傷などの起こる危険性が高まるなど，血栓形成を促進させる因子が重複して存在する。このように，身体拘束が静脈血栓塞栓症の発生率を高めることは想像に難くない。

身体拘束をどのように行った場合に静脈血栓塞栓症のリスクが高まるかという検討は，いまだなされていない。しかし，臨床的には次の2つの要素が考えられる。

1つは時間の要素である。身体拘束の時間が長くなるほど，そのリスクは高まると考えられる。血栓の形成はある一定レベルまでは凝固−線溶系のバランスがとれているが，さらに高リスクの状態が続いた場合にそのバランスが破綻して爆発的に血栓形成が促進される。

つまり，その臨界点以降は，血栓形成のリスクが高く持続していると考えられる。多くの報告では，身体拘束後2日から1週間ほどで静脈血栓塞栓症を発症しているため，開始後数日間は特に注意深く観察し，予防策を講じる。そして，何より身体拘束の期間を最小限にすることが大切である。

いま1つは，拘束部位の要素である。深部静脈血栓症は下肢に発生しやすく，肺塞栓症は下肢の静脈血栓が起源であることが多いという事実を勘案すれば，下肢を拘束した症例がよりリスクが高いと考えられる。このため，可能な限り下肢の身体拘束を行わずに体幹や上肢のみの拘束にとどめることも予防的配慮であ

る。

　以上の2つの要素を加味し身体拘束を行った場合は増強レベル1とし，さらに下肢を含む身体拘束を24時間以上行う場合を増強レベル2とした。この24時間という期間の根拠は，症例報告では最短2日で出現しているという点と，次のような臨床経験に基づいている。それは，入院時の激しい精神運動興奮は1日経つとかなり改善する場合も多く，そのような患者では，その時点で下肢の拘束を外したり，比較的速やかに1週間を越えずに身体拘束を全解除できることが多いという経験である。逆に，そうでない患者は1週間以上にわたって何らかの身体拘束を行う可能性が低くない。したがって，身体拘束を開始するときには可能な限り，患者の疾患や病態から24時間以上の下肢を含めた身体拘束が必要になるかを予測してリスクレベルを評価し，予防法を開始する。予測が不可能であれば，増強レベル1として開始し，24時間以内のできるだけ早期に判断をし直す。

注6) 精神科医療特有の行動制限である隔離が，静脈血栓塞栓症の発生に関与すると主張する報告もある[9, 19]。しかし，これについては十分な検討がなされておらず，高柳らの報告のように水中毒など他の身体的危険因子を有する症例が多い。一般に隔離室を使用する患者は，精神運動興奮状態にあるなど行動量はむしろ増加しているため，不動化という観点からは危険因子を有しない。また，水中毒や脱水，外傷など身体的問題があるならば，そちらの要因のほうがより静脈血栓塞栓症と深く関連するであろう。したがって，本ガイドラインでは増強リスクとして採用していない。このような患者の場合は，身体的管理を十分に行うことが最大の予防法となる。

②鎮静

　薬物による鎮静という医療行為は必要不可欠であるが，それを化学的拘束ととらえる向きもある。本委員会はそのような机上論的解釈にはくみしないが，静脈血栓の予防という視点からは薬物による過剰な鎮静が化学的拘束といわれることに一面であるが本質をついているという感もある。すなわち，薬物によって体の動きを奪ってしまうことが不動化につながる。普通の睡眠とは異なり，ベンゾジアゼピン系であれば筋弛緩作用のために寝返りを打つことも少なくなるし，抗ドパミン作用による筋強直によっても体動は少なくなる。これらの鎮静による不動化の度合いと静脈血栓症の発症との関係を明らかにしたエビデンスは存在しない。したがって，ここでは臨床的な経験から次のように場合分けをしてレベルを割り当てた。

　鎮静による不動化も，身体拘束と同様，鎮静の時間と強さの2つの要素で評価できる。時間の要素については，身体拘束と同様に24時間を境にして，鎮静開始から24時間以上継続して鎮静を行うものを持続的鎮静，24時間以内に鎮静を弱めていくものを非持続的鎮静として分類した。

　もう1つの要素である鎮静の強さは，鎮静期間中，多くの時間で普通に体動がみられる程度までの弱い鎮静，ほとんど体動がみられない強い鎮静との2つに分けた。前者は，例えば初発の統合失調症の患者にはじめてハロペリドールを投与して傾眠がちとなっている状態で，トイレに誘導すれば付き添いで行けるし，食事も起こせば食べられるような状態を指す。このよう

な状態であれば，睡眠の状態とあまり変わらない。後者は，精神運動興奮が強くて少しでも覚醒レベルが上がると激しく暴れ大声を張り上げるといった状態に対して行う鎮静である。

　そして，強い鎮静かつ 24 時間以上の持続的鎮静を行う場合は増強レベル 2 とし，それ以外の鎮静を増強レベル 1 とした。身体拘束と同様，患者の状態からどのような鎮静が必要なのかを鎮静開始時に予測してリスクレベルを評価し，予防法を開始する。予測が不可能であれば，増強レベル 1 として開始し，24 時間以内の早期に判断をし直す。

文　献

はじめに（第1版）

1) 肺血栓塞栓症／深部静脈血栓症（静脈血栓塞栓症）予防ガイドライン作成委員会：肺血栓塞栓症／深部静脈血栓症（静脈血栓塞栓症）予防ガイドライン. メディカルフロントインターナショナルリミテッド，東京，2004.

2) Lal, S., Bleiman, M. & Brown, B. N.: Pulmonary embolism in psychiatric patients. J. Am. Geriatr. Soc., 14; 1138-1143, 1966.

III　静脈血栓塞栓症について

1) Virchow, R.: Gesammelt Abhandlungen zur Wissenschaftlichen Medizin. Frankfurt, Meidinger Sohn, 1856.

2) Nakamura, M., Yamada, N., Ito, M.: Current management of venous thromboembolism in Japan: Current epidemiology and advances in anticoagulant therapy. J. Cardiol., 66; 451-459, 2015.

3) Yamashita, Y., Morimoto, T., Yoshikawa, Y. et al.: Temporal trends in the practice pattern for venous thromboembolism in Japan: Insight from JROAD-DPC. J. Am. Heart. Assoc., 9; e014582 2020.

4) 荻田和宏，中野嘉樹，河内泰彦他：向精神薬長期服用患者の剖検でみられた肺動脈血栓，脳梗塞について. 精神医学，20；989-997，1978.

5) 小林昌義，野口康久，田中潤一他：深部静脈血栓症の原因，治療及び最近の傾向：特に院内発症について. 静脈学，14；197-202，2003.

6) 小林孝文：精神科領域における静脈血栓塞栓症　肺血栓塞栓症，深部静脈血栓症への対応. 総合病院精

神医学, 16；300-305, 2004.

IV 静脈血栓塞栓症の予防

1) 合同研究班参加学会（日本循環器学会，日本医学放射線学会，日本胸部外科学会，日本血管外科学会，日本血栓止血学会，日本呼吸器学会，日本静脈学会，日本心臓血管外科学会，日本心臓病学会，日本肺高血圧・肺循環学会）：肺血栓塞栓症および深部静脈血栓症の診断，治療，予防に関するガイドライン（2017年改訂版），2017

(https://js-phlebology.jp/wp/wp-content/uploads/2020/08/JCS2017.pdf)

2) 肺血栓塞栓症／深部静脈血栓症（静脈血栓塞栓症）予防ガイドライン作成委員会：肺血栓塞栓症／深部静脈血栓症（静脈血栓塞栓症）予防ガイドライン．メディカルフロントインターナショナルリミテッド，東京，2004.

3) Barbar, S., Noventa, F., Rossetto, V. et al.: A risk assessment model for the identification of hospitalized medical patients at risk for venous thromboembolism: The Padua Prediction Score. J. Thromb. Haemost., 8; 2450–2457, 2010.

4) Grahmann, H., Suchenwirth, R.: Thrombosis hazard in chlorpromazine and reserpine therapy of endogenous psychoses. Nervenarzt, 30; 224–225, 1959.

5) Walker, A. M., Lanza, L. L., Arellano, F. et al.: Mortality in current and former users of clozapine. Epidemiology, 8; 671–677, 1997.

6) Zornberg, G. L., Jick, H.: Antipsychotic drug use and risk of first time idiopathic venous thromboembolism: A case–control study. Lancet, 356; 1219–1223, 2000.

7) Zhang, R., Dong, L., Shao, F. et al.: Antipsychotics

and venous thromboembolism risk: A meta-analysis. Pharmacopsychiatry, 44; 183-188, 2011.

8) Barbui, C., Conti, V., Cipriani, A.: Antipsychotic drug exposure and risk of venous thromboembolism: A systematic review and meta-analysis of observational studies. Drug Saf., 37; 79-90, 2014.

9) Arasteh, O., Nomani, H., Baharara, H. et al.: Antipsychotic drugs and risk of developing venous thromboembolism and pulmonary embolism: A systematic review and meta-analysis. Curr. Vasc. Pharmacol., 18; 632-643, 2020.

10) Dai, L., Zuo, Q., Chen, F. et al.: The association and influencing factors between antipsychotics exposure and the risk of VTE and PE: A systematic review and meta-analysis. Curr. Drug Targets, 21; 930-942, 2020.

11) Di, X., Chen, M., Shen, S. et al.: Antipsychotic use and risk of venous thromboembolism: A meta-analysis. Psychiatry Res., 296; 113691. doi:10.1016/j.psychres.2020.113691, 2021.

12) Liu, Y., Xu, J., Fang, K. et al.: Current antipsychotic agent use and risk of venous thromboembolism and pulmonary embolism: A systematic review and meta-analysis of observational studies. Ther. Adv. Psychopharmacol., 14; 11: 2045125320982720. doi: 10.1177/2045125320982720.eCollection 2021.

13) Ray, J. G., Mamdani, M. M., Yeo, E. L.: Antipsychotic and antidepressant drug use in the elderly and the risk of venous thromboembolism. Thromb. Haemost., 88; 205-209, 2002.

14) Parkin, L., Skegg, D. C., Herbison, G. P. et al.: Psychotropic drugs and fatal pulmonary embolism. Pharmacoepidemiol Drug Saf., 12; 647-652, 2003.

15) Lacut, K., Le Gal, G., Couturaud, F. et al.: Association between antipsychotic drugs, antidepressant drugs and venous thromboembolism: Results from the EDITH case-control study. Fundam. Clin. Pharmacol., 21; 643-650, 2007.

16) Wu, C. S., Chang, C. M., Chen, C. Y. et al.: Association between antidepressants and venous thromboembolism in Taiwan. J. Clin. Psychopharmacol., 33; 31-37, 2013.

17) Parkin, L., Balkwill, A., Sweetland, S. et al.: Antidepressants, depression, and venous thromboembolism risk: Large prospective study of UK women. Am. Heart Assoc., 6; e005316, 2017. doi: 10.1161/JAHA.116.005316.

18) Kunutsor, S. K., Seidu, S., Khunti, K.: Depression, antidepressant use, and risk of venous thromboembolism: Systematic review and meta-analysis of published observational evidence. Ann. Med., 50; 529-537, 2018.

19) Wang, Y., Ye, Z., Liu, L. et al.: Antidepressant use and risk of venous thromboembolism: A systematic review and meta-analysis. J. Pharm. Pharm. Sci., 22; 57-71, 2019.

20) Hem, E., Steen, O. & Opjordsmoen, S.: Thrombosis associated with physical restraints. Acta Psychiatr. Scand., 103; 73-75, 2001.

21) 丸山二郎, 長野央希, 湯浅和美他：松沢病院における肺塞栓症例の検討. Therpeutic Research 28; 1122-1125, 2007.

22) 樺沢和彦, 林純一, 豊岡和彦他：精神科急性期病棟と認知症病棟における DVT/PE. Therpeutic Research, 28 (6)；1118-1121, 2007.

23) 松永力, 五味渕隆志, 分島徹他：身体拘束における

静脈血栓塞栓症の臨床的研究. 精神医学, 51；739-746, 2009.

24）Takeshima, M., Ishikawa, H., Shimizu, K. et al.: Incidence of venous thromboembolism in psychiatric inpatients: A chart review. Neuropsychiatr. Dis. Treat., 14; 1363-1370, 2018.

25）Ishida, T., Sakurai, H., Watanabe, K. et al.: Incidence of deep vein thrombosis in catatonic patients: A chart review. Psychiatry Res., 241; 61-65, 2016.

26）Ishida, T., Suzuki, T., Watanabe, K. et al.: Prophylactic use of heparin for deep vein thrombosis in restrained psychiatric patients: A chart review. Gen. Hosp. Psychiatry, 36; 690-693, 2014.

27）Ishida, T., Katagiri, T., Uchida, H. et al.: Incidence of deep vein thrombosis in restrained psychiatric patients. Psychosomatics. 55; 69-75, 2014.

28）De Hert, M., Einfinger, G., Scherpenberg, E. et al.: The prevention of deep venous thrombosis in physically restrained patients with schizophrenia. Int. J. Clin. Pract., 64; 1109-1115. 2010.

29）Hilger, H., von Beckerath, O., Kröger, K.: Prophylaxis of venous thromboembolism in physically restrained psychiatric patients. Int. J. Psychiatry Clin. Pract., 20; 187-190, 2016.

30）Therasse, A., Persano, H. L., Ventura, A. D. et al. Incidence and prevention of deep vein thrombosis in restrained psychiatric patients. Psychiatr. Danub., 30 (Suppl. 7) 412-414, 2018.

31）Funayama, M., Takata, T., Koreki, A. et al.: Catatonic stupor in schizophrenic disorders and subsequent medical complications and mortality. Psychosom. Med., 80; 370-376, 2018.

32）Agency for Healthcare Research and Quality U.S.

Department of Health and Human Services (Maynard G): Preventing Hospital-Associated Venous Thromboembolism: A Guide for Effective Quality Improvement. MD, USA, 2016. (https://www.ahrq.gov/sites/default/files/wysiwyg/patient-safety/settings/hospitals/vteguide.pdf)

33) Caprini, J. A., Arcelus, J. I., Hasty, J. H. et al.: Clinical assessment of venous thromboembolic risk in surgical patients. Semin Thromb. Haemost., 17 (Suppl. 3) 304-312, 1991.

34) Barbar, S., Noventa, F., Rossetto, V. et al.: A risk assessment model for the identification of hospitalized medical patients at risk for venous thromboembolism: The Padua Prediction Score. J. Thromb. Haemost., 8; 2450-2457, 2010.

35) NICE guideline [NG89] Venous thromboembolism in over 16s: Reducing the risk of hospital-acquired deep vein thrombosis or pulmonary embolism. NICE guideline [NG89] Published: 21 March 2018 Last updated: 13 August 2019. (https://www.nice.org.uk/guidance/ng89)

36) the State of Queensland (Queensland Health): Guideline for the prevention of Venous Thromboembolism (VTE) in adult hospitalised patients. State of Queensland, AUS, 2018. (https://www.health.qld.gov.au/__data/assets/pdf_file/0031/812938/vte-prevention-guideline.pdf)

37) 丸山二郎, 釜英介, 小野田一枝他：当院の肺塞栓症ガイドライン. Therapeutic Research, 27 (6)；1006-1008, 2006.

38) 丸山二郎, 湯浅和美, 関根正明他：肺塞栓予防ガイドライン導入後の精神病院での深部静脈血栓症・肺塞栓症. Therapeutic Research, 30 (59)；1006-1008, 2009.

39) 樫山鉄矢：精神科入院における条約血栓症と肺塞栓症の現状と対策. 日精協誌, 38（8）；45-50, 2019.

40) 落合治, 江島紀子, 長谷川加代子他：精神科救急病棟における深部静脈血栓症リスクの実態調査：アセスメントシートの活用を通して. 精神科看護, 38（90）；45-54, 2011.

41) Malý, R., Masopust, J., Hosák, L., Konupcíková, K. et al.: Assessment of risk of venous thromboembolism and its possible prevention in psychiatric patients. Psychiatry Clin. Neurosci., 62; 3-8, 2008.

42) Croxford, A., Clare, A., McCurdy, K. et al.: Introduction of a venous thromboembolism prophylaxis protocol for older adult psychiatric patients. B. M. J. Qual. Improv. Rep., 4, 2015.

43) Hilger, H., von Beckerath, O., Kröger, K.: Prophylaxis of venous thromboembolism in physically restrained psychiatric patients. Int. J. Psychiatry Clin. Pract. 20; 187-190, 2016.

44) Ruhe, A.M., Hebbard, A., Hayes, G.: Assessment of venous thromboembolism risk and initiation of appropriate prophylaxis in psychiatric patients. Ment. Health Clin., 8（2）；68-72, 2018.

45) Pisters, R., Lane, D. A., Nieuwlaat, R. et al.: A novel user-friendly score（HAS-BLED）to assess 1-year risk of major bleeding in patients with atrial fibrillation: The Euro Heart Survey. Chest., 138; 1093-1100, 2010.

46) Kahn, S.R., Lim, W., Dunn, A.S. et al.: Prevention of VTE in nonsurgical patients: Antithrombotic therapy and prevention of thrombosis, 9th ed: American College of Chest Physicians Evidence-Based Clinical Practice Guidelines. Chest., 141（2 Suppl.）；e195S-e226S, 2012.

文　献　121

47）肺血栓塞栓症／深部静脈血栓症（静脈血栓塞栓症）予防ガイドライン作成委員会：肺血栓塞栓症／深部静脈血栓症（静脈血栓塞栓症）予防ガイドライン．メディカルフロントインターナショナルリミテッド，東京，2004.

48）The State of Queensland（Queensland Health）：Guideline for the prevention of venous thromboembolism（VTE）in adult hospitalised patients. State of Queensland AUS, 2018.（https://www.health.qld.gov.au/__data/assets/pdf_file/0031/812938/vte-prevention-guideline.pdf）

49）医療事故調査・支援センター　一般社団法人日本医療安全調査機構：医療事故再発防止に向けた提言第2号「急性肺血栓塞栓症に係る死亡事故の分析」．2017.（https://www.medsafe.or.jp/uploads/uploads/files/teigen-02.pdf）

参考資料

1）肺血栓塞栓症／深部静脈血栓症（静脈血栓塞栓症）予防ガイドライン作成委員会：肺血栓塞栓症／深部静脈血栓症（静脈血栓塞栓症）予防ガイドライン．メディカルフロントインターナショナルリミテッド，東京，2004.

2）小林孝文：精神科領域における静脈血栓塞栓症　肺血栓塞栓症，深部静脈血栓症への対応．総合病院精神医学，16；300-305，2004.

3）Kendel, K. & Fodor, S.: Pulmonary embolism and symptomatic psychosis. Ger. Med. Mon, 14; 184-187, 1969.

4）Beratis, S., Katrivanou, A. & Gourzis, P.: Factors affecting smoking in schizophrenia. Compr. Psychiatry, 42; 393-402, 2001.

5）Hughes, J. R., Hatsukami, D. K., Mitchell, J. E. et al.:

Prevalence of smoking among psychiatric outpatients. Am. J. Psychiatry, 143; 993-997, 1986.

6) Gibbs, N.: Venous thrombosis of the lower limbs with particular reference to bed rest. Br. J. Surg., 45; 209, 1957.

7) 山田典一：わが国の内科領域における静脈血栓塞栓症の現状．Therapeutic Research, 24; 618-620, 2003.

8) Sukov, R. J.: Thrombophlebitis as a complication of severe catatonia. JAMA, 24; 587-588, 1972.

9) McCall, W. V., Mann, S. C., Shelp, F. E. et al.: Fatal pulmonary embolism in the catatonic syndrome: Two case reports and a literature review. J. Clin. Psychiatry, 56; 21-25, 1995.

10) Morioka, H., Nagatomo, I., Yamada, K. et al.: Deep venous thrombosis of the due to psychiatric stupor. Psychiatry and Clinical Neurosciences, 51; 323-326, 1997.

11) 高柳功，草島義徳，川島五月：運動減退状態で深部静脈血栓症を合併した2例　精神科領域における運動減退と血栓形成リスク．精神医学，46；271-277，2004.

12) Burbridge, B. E., Wallace, J. K., Rajput, A. et al.: Doppler ultrasonographic examination of the leg veins of patients with Parkinson disease. J. Psychiatry Neurosci., 24; 338-340, 1999.

13) 三馬聡，木下郁夫，鈴木伸明他：短期間の臥床により肺塞栓症をひき起こした多系統萎縮症．神経内科，57；81-84，2002.

14) Mosewich, R. K., Rajput, A. H., Shuaib, A. et al.: Pulmonary embolism: An under-recognized yet frequent cause of death in parkinsonism. Mov. Disord., 9; 350-352, 1994.

15) 太田仁八，東山洋，浮草実他：悪性症候群に合併し

た深部静脈血栓症 RI ベノグラフィで経過観察した 1 例. 画像診断, 20；888-890, 2000.

16) 田中英彦, 滝田杏児, 目黒隆毅他：悪性症候群に肺動脈血栓症を合併し, 血小板減少から脳出血で死亡したパーキンソン病の一例. 東京都医師会雑誌, 50；271-273, 1997.

17) van Agtmael, M. A. & van Harten, P. N.: Malignant neuroleptic syndrome: Complete anticoagulant treatment or not? Ned. Tijdschr. Geneeskd., 136; 1870-1872, 1992.

18) Meier-Ewert, K., Baumgart, H. H. & Friedenberg, P.: Thromboembolism complications in neuro- and thymoleptic therapy. Dtsch. Med. Wochenschr., 92; 2174-2178, 1967.

19) 長嶺敬彦：心血管性イベント. 臨床精神薬理, 71；1549-1552, 2004.

20) 小西憲子, 武下清隆：長時間の正座入眠により右下肢深部静脈血栓症と横紋筋融解症をきたし急性腎不全となった1症例. 日本腎臓学会誌, 40；22-26, 1998.

21) 中村淳一, 松島敏春, 富沢貞夫他：高 CO_2 血症を呈した急性呼吸不全の治療中に発症した肺塞栓症の1例. 日本胸部疾患学会雑誌, 29；1614-1617, 1991.

22) Lal, S., Bleiman, M. & Brown, B. N.: Pulmonary embolism in psychiatric patients. J. Am. Geriatr. Soc., 14; 1138-1143, 1966.

23) 賀古勇輝, 栗田紹子, 櫻井高太郎他：電気けいれん療法施行後に肺塞栓を呈した統合失調症の1例. 精神医学, 46；195-198, 2004.

24) Maurice, H.: Des complications phlepitiques au cours des traitements par les neuroleptiques. Encephale, 51; 797-801, 1956.

25) Grahmann, H. & Suchenwirth, R.: Thrombose hazard

in chlorpromazine and reserpine therapy of endogenous psychosis. Nervenarzt., 30; 224-225, 1959.

26) Höfner, H. & Brehm, I.: Thromboembolic complications in neuroleptic treatment. Compr. Psychiatry, 6; 25-34, 1965.

27) Zornberg, G. L. & Jick, H.: Antipsychotic drug use and risk of first-time idiopathic venous thromboembolism: A case-control study. Lancet, 356; 1219-1223, 2000.

28) Ray, J. G., Mamdani, M. M. & Yeo, E. L.: Antipsychotics and antidepressant drug use in the elderly and risk of venous thromboembolism. Thromb. Haemost, 88; 205-209, 2002.

29) Parkin, L., Skegg, D. C. G., Herbison, G. P. et al.: Psychotropic drugs and fatal pulmonary embolism. Pharmacoepidemiology and Drug Safety, 12; 647-652, 2003.

30) Scholz, V.: Concerning the thromboembolic complications from neuroleptic drugs. Nervenarzt., 38; 174-177, 1967.

31) Thomassen, R., Vandenbroucke, J. P. & Rosendaal, F. R.: Antipsychotic medication and venous thrombosis. Br. J. Psychiatry, 179; 63-66, 2001.

32) Kamijo, Y., Soma, K., Nagai, T. et al.: Acute massive pulmonary thromboembolism associated with risperidone and conventional phenothiazines. Circulation Journal, 67; 46-48, 2002.

33) Canoso, R. T., de Oliveira, R. M. & Nixon, R. A.: Neuroleptic-associated autoantibodies: A prevalence study. Biol. Psychiatry, 27; 863-870, 1990.

34) Schwartz, M., Rochas, M., Toubi, E. et al.: High association of anticardiolipin antibodies with psychosis. J. Clin. Psychiatry, 59; 20-23, 1998.

35) Chengappa, K. N., Carpenter, A. B., Keshavan, M. S. et al.: Elevated IGG and IGM anticardiolipin antibodies in a subgroup of medicated and unmedicated schizophrenic patients. Biol. Psychiatry, 30; 731-735, 1991.

36) Boullin, D. J., Woods, H. F., Grimes, R. P. J. et al.: Increased platelet aggregation responses to 5-hydroxytryptamine in patients taking chlorpromazine. Br. J. Clin. Pharmacol., 2; 29-35, 1975.

37) Orr, M. W., Knox, J. M., Allen, R. et al.: The effects of neuroleptic drugs on 5-hydroxytryptamine induced platelet aggregation in schizophrenic patients. Br. J. Clin. Pharmacol., 11; 255-259, 1981.

38) Wallaschofski, H., EIgenthaler, M., Kiefer, M. et al.: Hyperprolactinemia in patients on antipsychotic drugs cause ADP-stimulated platelet activation that might explain the increase risk for venous thromboembolism: Pilot study. J. Clinical Psychopharmacology, 23; 479-483, 2003.

39) 茅野千春, 丸山隆久, 小林武司他：向精神薬の長期服用中に認められた慢性血栓塞栓性肺高血圧症の2例. 心臓, 33：719-724, 2001.

40) Hung, S. C. & Tai, C. T.: Parkinson's disease with recurrent pulmonary embolism. Zhonghua Yi Xue Za Zhi, 63; 487-491, 2000.

41) Hem, E., Steen, O. & Opjordsmoen, S.: Thrombosis associated with physical restraints. Acta Psychiatr. Scand., 103; 73-75, 2001.

42) Lazarus, A.: Physical restraints, thromboemblism, and death in 2 patients. J. Clin. Psychiatry, 62; 207-208, 2001.

43) 岡田保誠, 寺田泰蔵, 稲川博司他：精神病院における急性肺血栓塞栓症 身体拘束患者に対する深部静

脈血栓塞栓症予防の必要性. 臨床精神医学, 32；
1539-1544, 2003.

44) 長嶺敬彦：身体拘束と肺静脈血栓塞栓症. 精神科看
護, 31；44-48, 2004.

45) 室井秀太, 佐伯吉規, 小杉真一他：入院中に肺血栓
塞栓症を合併した統合失調症の一例. 精神科治療学,
18；839-842, 2003.

46) Sukov, R. J.: Thrombophlebitis as a complication of
severe catatonia. JAMA, 220; 587-588, 1972.

付録 1
静脈血栓塞栓症の予防処置についての説明と同意書

_____様

1．静脈血栓塞栓症の可能性について

あなたには，以下の静脈血栓塞栓症が生じる可能性があります。
肺血栓塞栓症になった場合には短い間で重症になったり，生命に
関わる危険な状態になったりすることがあります。

□活動性の癌 ，□ VTE の既往，□移動性の低下（身体的拘束・
緊張病・過鎮静），□既知の血栓傾向，□1ヶ月以内の外傷／外
科的手術，□抗精神病薬による治療，□高齢（70 歳以上），□
心不全／呼吸不全，□急性心筋梗塞／脳梗塞，□急性感染症／
リウマチ疾患，□肥満（BMI　30 以上），□ホルモン治療中，
□その他（　　　　　　　　　　）

2．出血の可能性について

静脈血栓塞栓症の予防のために，抗凝固薬を使って血液を固まり
にくくさせる方法があります。以下のようなリスクがある場合に
は出血を起こしやすくさせてしまいます。あなたには，

□高血圧（収縮期血圧 > 160 mmHg），□腎機能障害，□肝機
能障害，□脳卒中，□出血歴・出血傾向，□不安定な国際標準
比（INR），□高齢者（> 65 歳），□抗血小板薬・消炎鎮痛薬の
内服，□アルコール依存症，□その他（　　　　　　　　　　）

のリスクが（□あります，□ありません）

3．予防方法

静脈血栓塞栓症と出血の危険性を総合的に判断して，あなたには
以下の予防法が必要です。

□弾性ストッキング
□間欠的空気圧迫法
□低用量未分化ヘパリン
□その他（　　　　　　　　　　）

4．有害事象について

□弾性ストッキングや間欠的空気圧迫法による有害事象として，皮膚の圧迫によるびらんや潰瘍形成，蜂窩織炎など，また神経や血管の圧迫による循環障害，神経麻痺などの可能性があります。

□低用量未分化ヘパリンでは，薬物に対する過敏反応による湿疹，肝機能障害，血小板減少症，ショックなどがあり，薬の作用として出血しやすくなり，消化管出血，脳出血などがありえます。そして，このような有害事象によって，後遺症を残したり，生命の危機に関わるようなことも考えられます。

しかし，これらの有害事象による不利益よりも予防処置を行うことの利益のほうが大きく上回ると私たちは考え，予防処置を行うことをお勧めします。

_____ 年 ____ 月 ____ 日 _____科　担当医_____

上記の説明を受け，十分易理解しましたので，静脈血栓塞栓症の予防処置を受けることに同意します。

_____ 年 ____ 月 ____ 日　患者氏名 _____

_____ 年 ____ 月 ____ 日　同意者氏名 _____
　　　　　　　　　　　　　　　　患者との続柄（　　　　　　　　　　）

付　録　129

付録2
精神科領域における静脈血栓塞栓症のリスク評価表

患者名＿＿＿＿＿＿＿＿＿＿様（男・女）＿＿＿歳

該当するものにチェックすること。

基本リスク

低リスク（レベル1）　□脱水，□肥満，□喫煙，□70歳以上の高齢者，□治療前の臥床傾向，□向精神薬，□パーキンソン病・症候群，□下肢静脈瘤

中リスク（レベル2）　□緊張病（症候群），□中心静脈カテーテル，□悪性症候群

高リスク（レベル3）　□静脈血栓塞栓症の既往，□血栓性素因

身体疾患1（　　　　）・・・リスク（□低 (1)，□中 (2)，□高 (3)）

身体疾患2（　　　　）・・・リスク（□低 (1)，□中 (2)，□高 (3)）

身体疾患3（　　　　）・・・リスク（□低 (1)，□中 (2)，□高 (3)）

＊中リスク以上の身体疾患が複数ある場合，身体科医師と相談して総合的にリスクを評価する

基本リスクのレベル・・・・・・・□低(1)，□中(2)，□高(3)…①

増強リスク

身体拘束

□24時間以上の下肢を含む身体拘束　　増強レベル2

□それ以外の身体拘束　　　　　　　　増強レベル1

□身体拘束なし　　　　　　　　　　　増強レベル0

鎮静

□24時間以上の強い鎮静　　　　　　　増強レベル2

□それ以外の鎮静　　　　　　　　　　増強レベル1

□鎮静なし　　　　　　　　　　　　　増強レベル0

増強リスクのレベル・・・・・・・・・・・・□0，□1，□2…②

①＋②による

総合的なリスクレベル・・・□低(1)，□中(2)，□高(3)，□最高(4)

医師が判断したリスクレベル・□低(1)，□中(2)，□高(3)，□最高(4)

判断についての特記事項

予防方法　　□早期離床，積極的な運動，　□弾性ストッキング
　　　　　　□間欠的空気圧迫法，　　　　□低用量未分画ヘパリン

判断医＿＿＿＿＿＿＿＿＿＿

索 引

欧 語

ACCP ガイドライン第 9 版　41
Caprini Risk Score　41
D-ダイマー　48, 85
ECT　101
HAS-BLED　57
NICE（National Institute for Health Care Excellence）　45
Padua 予測スコア　15
Virchow　10
VTE の既往・再発　26
VTE 予防法のアンケート　78
Xa 阻害　66

あ行

悪性疾患　10
悪性症候群　99
遺伝性出血性疾患　57
医療事故再発防止に向けた提言第 2 号　72
インフォームド・コンセント　72
うつ病　27
オーストラリア・クイーンズランド州の VTE 予防ガイドライン　45
オプトアウト　40

か行

下肢拘束の有無　29
下肢静脈瘤　102
下肢の外傷　10
過鎮静　35
活動性の出血　57

間欠的空気圧迫法　65
患者参加型の VTE　72
感染症　10
喫煙　96
基本リスク　89, 95
凝固-線溶系のバランス　10
虚血性の壊死　64
緊張病　30, 34, 97
継続使用　25
血液凝固能亢進　10
血小板減少症　57
血栓性素因　102
血流の停滞　10
広汎な手術　10
抗うつ薬　27
抗うつ薬の種別　28
抗凝固薬　57
向精神薬　102
抗精神病薬　18
拘束部位　29
後天的出血疾患　57
抗リン脂質抗体症候群　10
高用量　21
高力価　21
高齢者　26
股関節・膝関節の手術　10

さ行

サイトカイン　10
再評価　71
三環系　28
出血性リスクの評価法　57
新規使用　25
心筋梗塞　10
身体合併症　100
身体拘束　109

索 引　131

身体的拘束　29
身体的拘束の時間　29
自動的あるいは他動的な理学
　的予防法　63
収縮期高血圧　57
重症熱傷　10
静脈カテーテルの挿入　10
静脈還流の阻害　64
静脈血栓塞栓症　11
静脈血栓塞栓症の既往　102
静脈内皮障害　10
診断　26
水疱　64
性別　25
積極的な運動　62
セロトニン再取り込み阻害薬
　（SSRI）　28
セロトニン受容体遮断薬　28
セロトニン–ノルエピネフリ
　ン再取り込み阻害薬　28
先天的な凝固能の異常　10
増強リスク　90, 109
早期離床　62
総合評価の方法　54

た 行

大量服薬　100
第 1 世代　21
第 2 世代　21
多剤併用　24
脱水　95
単科精神科病院　11
弾性ストッキング　64
注意喚起　40
中心静脈カテーテル　101
治療前の臥床傾向　96
鎮静　112
定性的リスクモデル　41
低分子ヘパリン　66

低用量　21
低用量未分画ヘパリン
　（LDUH）　66, 67
定量的リスクモデル　41
低力価　21
動脈血行障害　64
トリアゾロピリジン系　28
都立松沢病院　47

な 行

日本医療安全調査機構　72
妊娠　10
熱傷　10
脳神経外科・脊椎外科・眼科
　の手術　58
脳卒中急性期　57
ノルエピネフリン–ドーパミ
　ン再取り込み阻害薬　28

は 行

肺血栓塞栓症および深部静脈
　血栓症の診断，治療，予
　防に関するガイドライン
　（2017 年改訂版）　15, 42
肺塞栓症の発生率　11
パーキンソン病・パーキンソ
　ン症候群　98
発赤　64
非高齢者　26
皮膚障害　64
肥満　26, 95
ヒラメ筋静脈　10
びらん　64
不安障害　27
不動化　30
プロトコールの類型　40
米国 AHRQ（Agency for
　Healthcare Research and
　Quality）　38

ま行

マッサージ　63
メタボリック・シンドローム
　　100
モノアミン酸化酵素阻害薬
　　28

や行

薬物的予防法　65
腰椎穿刺・腰椎／硬膜外麻酔
　　58
用量調節未分画ヘパリン　66
用量調節ワルファリン　66
予防プロトコール　37

ら行

理学的予防法　62
リスクレベル　59
リスクレベルと予防法の割り
　　当て　56
硫酸プロタミン　67

静脈血栓塞栓症予防指針［改訂第 2 版］
日本総合病院精神医学会治療指針 2

2024 年 11 月 14 日　初版第 1 刷発行

編　　　集	日本総合病院精神医学会 治療戦略検討委員会	
発 行 者	石 澤 雄 司	
発 行 所	株式会社 星 和 書 店	

　　　　　　　〒 168-0074　東京都杉並区上高井戸 1-2-5
　　　　　　　電話　03 (3329) 0031 (営業部)／03 (3329) 0033 (編集部)
　　　　　　　FAX　03 (5374) 7186 (営業部)／03 (5374) 7185 (編集部)
　　　　　　　URL　http://www.seiwa-pb.co.jp

印刷・製本　中央精版印刷株式会社

©2024　日本総合病院精神医学会治療戦略検討委員会／星和書店
Printed in Japan　　　　　　　　　　　ISBN978-4-7911-1145-9

・本書に掲載する著作物の複製権・翻訳権・上映権・譲渡権・公衆送信権 (送信可能化権を含む) は (株) 星和書店が管理する権利です。

・**JCOPY**〈(社) 出版者著作権管理機構 委託出版物〉
　本書の無断複製は著作権法上での例外を除き禁じられています。複製される場合は、そのつど事前に (社) 出版者著作権管理機構 (電話 03-5244-5088, FAX 03-5244-5089, e-mail：info@jcopy.or.jp) の許諾を得てください。

せん妄の臨床指針
〔せん妄の治療指針 第 2 版〕
日本総合病院精神医学会治療指針 1

日本総合病院精神医学会せん妄指針改訂班(統括：八田耕太郎) 編
四六判変型(縦 18.8 cm × 横 11.2 cm) 148p
定価：本体 1,800円＋税

身体拘束・隔離の指針
日本総合病院精神医学会治療指針 3

日本総合病院精神医学会教育・研究委員会 (主担当：八田耕太郎) 編
四六判変形(縦 18.8 cm × 横 11.2 cm) 112p
定価：本体 2,200円＋税

急性薬物中毒の指針
日本総合病院精神医学会治療指針 4

日本総合病院精神医学会治療戦略検討委員会 (主担当：上條吉人) 編
四六判変型(縦 18.8 cm × 横 11.2 cm) 132p
定価：本体 2,400円＋税

向精神薬・身体疾患治療薬の
相互作用に関する指針
日本総合病院精神医学会治療指針 5

日本総合病院精神医学会治療戦略検討委員会 編
四六判変形(縦 18.8 cm × 横 11.2 cm) 296p
定価：本体 3,500円＋税

発行：星和書店　http://www.seiwa-pb.co.jp

生体臓器移植ドナーの意思確認に関する指針
日本総合病院精神医学会治療指針 6

日本総合病院精神医学会治療戦略検討委員会・
臓器移植関連委員会 (主担当：西村勝治) 企・編
四六判変型 (縦 18.8 cm × 横 11.2 cm)　112p
定価：本体 2,200 円＋税

子どものこころの診療ハンドブック
日本総合病院精神医学会治療指針 7

日本総合病院精神医学会児童・青年期委員会 企・編
四六判変型 (縦 18.8 cm × 横 11.2 cm)　208p
定価：本体 2,600 円＋税

認知症診療連携マニュアル
日本総合病院精神医学会治療指針 8

日本総合病院精神医学会認知症委員会 編
四六判変型 (縦 18.8 cm × 横 11.2 cm)　200p
定価：本体 2,800 円＋税

精神科リエゾンチーム活動指針
日本総合病院精神医学会治療指針 9

日本総合病院精神医学会リエゾン多職種委員会 編
四六判変形 (縦 18.8 cm × 横 11.2 cm)　120p
定価：本体 1,800 円＋税

発行：星和書店　http://www.seiwa-pb.co.jp

てんかん診療ガイドブック
日本総合病院精神医学会治療指針 10

日本総合病院精神医学会てんかん小委員会 編
四六判変型（縦 18.8 ㎝ × 横 11.2 ㎝）　192p
定価：本体 2,300円 ＋ 税

実践＆実戦　rTMS療法うつ病編
磁気刺激はうつの未来を変えるか？

澤田和之 著
A5判　220p　定価：本体 2,500円 ＋ 税

せん妄予防のコツ
静岡がんセンターの実践

松本晃明 編著
A5判　220p　定価：本体 2,700円 ＋ 税

脳波に挫折した方に贈る
目からウロコの実践的脳波入門

佐久間 篤 著
四六判　100p　定価：本体 1,800円 ＋ 税

発行：星和書店　http://www.seiwa-pb.co.jp